你可以吃得 更 *Smart*

食品科學博士
李錦楓◎著

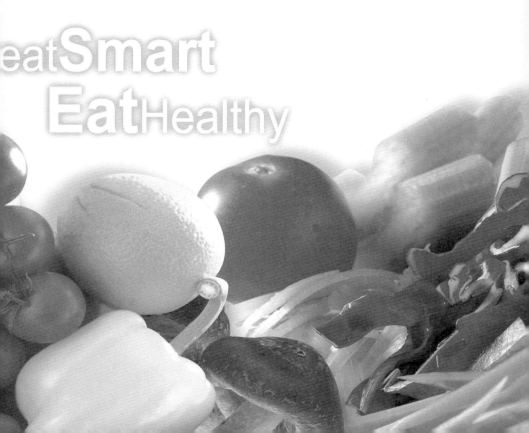

eatSmart
EatHealthy

你可以吃得更Smart

作　　者：李錦楓
出　版　者：生智文化事業有限公司
發　行　人：宋宏智
企劃主編：林淑雯
企　　劃：洪崇耀
行銷企劃：汪君瑜
文字編輯：廖文雅
美術設計：上藝設計
印　　務：許鈞棋
專案行銷：張曜鐘‧林欣穎‧吳惠娟
登　記　證：局版北市業字第677號
地　　址：台北市新生南路三段88號7樓之3
電　　話：（02）2363-5748　　傳真：（02）2366-0313
讀者服務信箱：service@ycrc.com.tw
網　　址：http://www.ycrc.com.tw
郵撥帳號：19735365　　戶名：葉忠賢
印　　刷：上海印刷廠股份有限公司
法律顧問：北辰著作權事務所
初版一刷：2005年4月　　新台幣：180元
ISBN：957-818-725-4（平裝）

版權所有　翻印必究

國家圖書館出版品預行編目資料

你可以吃得更 Smart / 李錦楓著作. -- 初版. --
臺北市：生智, 2005〔民94〕
　　面；　　公分. --（元氣系列）

ISBN 957-818-725-4（平裝）
1. 飲食　2.營養　3.健康法
411.3　　　　　　　　　94004087

總 經 銷：揚智文化事業股份有限公司
地　　址：台北市新生南路三段88號5樓之6
電　　話：(02)2366-0309
傳　　真：(02)2366-0310

※本書如有缺頁、破損、裝訂錯誤，請寄回更換

CONTENT 目錄

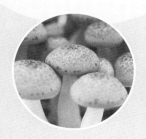
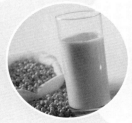
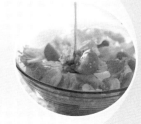

CONTENT 目錄

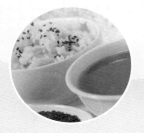
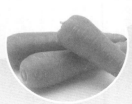
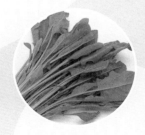

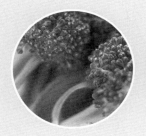
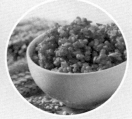
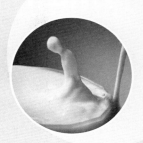

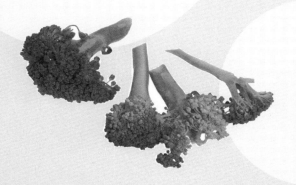

CONTENT 目錄

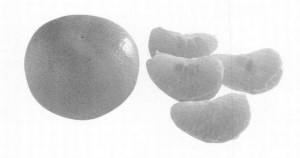

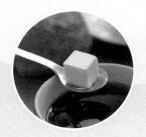
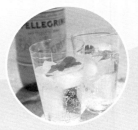
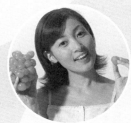

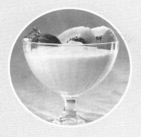
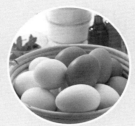
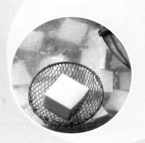

PART **2**》》》 食品的
8個必懂常識　　125

從只求一飽到速食

十年前本書以「認識錯誤的膳食」及「認識正確的膳食」出版，距今已歷十載，近年來，有關食品與營養的科技，日新月異，有鑑於此，編著將其重新修正以符合時代的潮流，並以加入插圖，使其活潑化，再將之出版以饗讀者。

我們的飲食生活自從前的只求一飽，則心滿意足，演變至追求美食，再轉變為方便（速食），衛生安全，營養平衡，最近更講求有利健康、自然。

現今社會資訊發達，大家可以從報章或網路源源不絕地獲得有關營養、醫藥等各種最新資料，豐富各方面的知識。因此，個個都成為專家。尤其是大家最關心的是飲食，以及飲食對健康、長壽、美麗的影響等問題。

很遺憾的是，有些人往往會從片斷的，不完整的資料中，理出一套理論，且將其奉為聖典，不但深信不疑且逢人就滔滔不絕地加以講解。

再看市面上，書店裡陳列著不勝枚舉的「怎麼吃才健康」之類的書籍，這大都是把外國書籍翻譯過來的，而翻譯者也都是非專業的學生，或為人翻譯為業的門外漢。因此不是錯誤百出，就是專用名詞搞不清楚。

作者無意排除這一類書籍，只是煩惱劣幣驅逐良幣，誤導讀者對營養，尤其是日常飲食的觀念。因此希望有這種專業的學者，多花一點時間參加這一類書籍的寫作，給讀者帶來正確的飲食觀念。

　　不管讀者從事的是哪一種行業，人總是要飲食，畢竟這是最基本的民生問題。在我們的基礎科學學習中，數學、理化、統計乃至各種深奧的理論，有時不會在日常生活上直接用得上，但最基本的營養學卻可每天應用在我們的飲食中。

　　並不是編者賣瓜者說瓜甜，如讀者能夠豐富基本的營養學知識，一定會給你帶來更豐富的飲食生活，更會進一步使你健康、美麗、長壽。

編著者
李錦楓 2004年11月

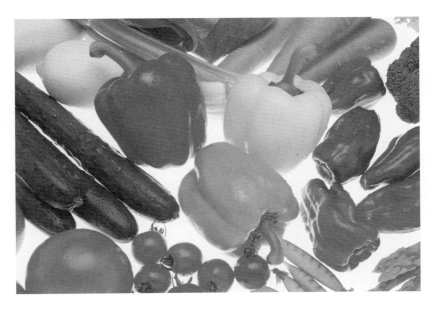

PART ①

43個正確
的飲食習慣

43個正確的飲食習慣，
讓你真正認識這些食品好、壞之處。

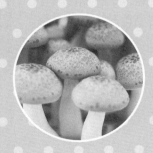
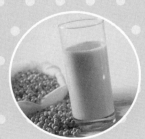
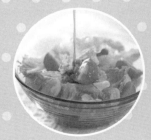

01. 晚餐吃太多血壓容易急劇上升

● ● ● ● ● ● ● ● ● ● ● ● ● ●

八分飽最好

大多數人的晚餐總是吃得多、吃得特別豐富,可是這個飲食習慣真的很不好。因為晚餐吃得過多,是很容易引起血壓上升的,而且現在醫學已證實,若晚餐吃太多而且餐後立刻就寢,那麼在睡覺當中,血壓就會有混亂的現象發生。因

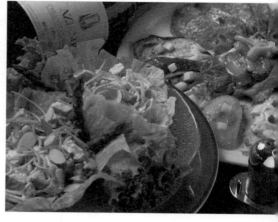

此,原來就有高血壓的人,在過量的晚餐後,經常會有半夜心臟病發作,或發生腦溢血的案例。

事實上,即使是健康的人,如吃得太多也同樣會有心臟被壓迫的感覺。尤其是動脈硬化較嚴重的人,更容易因吃得過量而使得心臟受到壓迫。

因此,從前的人說,吃八分飽對身體好,真是有其道理存在。

血壓急劇上升的危險

如果能將一天的用餐次數增加為三至四次,每次盡量不要吃太多,不但對健康很有幫助,而且也能防止發胖。

不過並不是增加用餐次數就可以了，每一餐的營養平衡也很重要。如果只是增加次數，卻忽略了營養的均衡，那麼增加膳食次數就失去意義了。

至於血壓急劇上升會有什麼危險呢？

當血壓急劇上升時，就可能從血管脆弱的地方破裂，使得原先貯存於血管壁的膽固醇，或中性脂肪的凝塊剝離，造成血栓塞住動脈，斷絕氧氣的補給。換句話說，以腦出血為首，血管塞住後所發生的心肌梗塞，或腦梗塞等，都是因血壓急劇上升所引起的。

引起血壓上升的原因

那至於為什麼一次進食過量，血壓就會急劇上升呢？這是因為，消化液會自胃或腸分泌，尤其是在餐後，胃會旺盛地分泌胃液，而這消化液是以血液為原料所製成的，食物進入胃部，就要繼續製造胃液。因此，要往胃的周邊輸送大量血液，這時心臟就必須增加負擔輸送的工作，而促使血壓上升了。然而，少量食用時，並不需要那麼多的胃液，因此要送到胃部周邊的血液毋須那麼多，即可避免血壓的急劇上升。

睡前四個小時內不再進食

因此，晚餐盡量吃得簡單一點，在睡前四小時內不要再進食。增加膳食的次數是很好的一件事，但雖說是增加次數，也不是指在晚上增加，而是要在白天增加。如果睡覺前，肚子實在太餓，甚至餓得睡不著，這時可喝杯牛奶，吃一、兩片餅乾，但仍最好不要。

02. 膽固醇太低反而不利

膽固醇太低容易引起貧血

有些人為了怕膽固醇太高，而完全不敢吃蛋，這樣做是否就對健康有幫助呢？事實上，這樣一來反而會有負作用。

蛋類及蛋製品因含有膽固醇，讓很多人敬而遠之，認為膽固醇是有害人體的成分。若血液中膽固醇含量太多，確實是會成為動脈硬化的主因。然而，從另一方面來看，膽固醇其實在人類的身體內，擔負著與生命有重大關係的任務。如果血液中的膽固醇過低，反而會引起貧血，且容易患腦出血。

由於膽固醇的功能是，可以維護紅血球的膜不被破壞，因此如果膽固醇過低就會縮短紅血球的壽命，並引起貧血，而貧血可以說是萬病的禍根。除了保護紅血球外，膽固醇也能保護細胞膜以及血管。

因此，在血管脆弱的地方，如果膽固醇太少，血管就會容易斷掉，無法貼在血管老化的地方，以防止其破裂，而容易引起腦出血。所以，高血壓患者如果膽固醇值也低，就要適量攝取膽固醇，以避免腦出血了。

膽固醇從哪裡來？

那麼，膽固醇要是從哪裡補給呢？

我們身體一天所須的膽固醇，約三分之二是由肝臟自行合成的，其餘的就自食物中攝取，相當於一至二個雞蛋所含的膽固醇量。一般

人即使一天吃了一、二個蛋，血液中的膽固醇值也不會即時上升，如果對蛋抱有恐懼感，而不敢去碰它，那反而會成為生病的原因。

因為蛋含有品質優良的蛋白質，可以彌補其他蛋白質的缺點，除了優良蛋白質外，也含有各種維生素、礦物質以及對預防動脈硬化有幫助的卵磷脂。因此，最近很多醫院對於心臟病或動脈硬化的人，在其每天的膳食菜單中也會供給一顆蛋及一瓶牛奶。

膽固醇是女性很重要的女性荷爾蒙原料。為了怕胖，很多女生不敢吃肉，而是以生菜沙拉為主食，長此以往不但會產生貧血，也會導致生理現象混亂，以及身體男性化的結果。

其他像是日光浴後，在體內產生的維生素 D、脂肪消化所須的膽汁酸等，其原料都是膽固醇。膽汁酸存在於膽汁中，可將進入腸內的食物所含脂肪乳化，使其容易被脂肪分解酵素分解，讓食物容易被消化吸收。而我們身體內腦神經以及內臟的膽固醇含量很高，這也表示，如果食用動物的這些部位，就能攝取大量的膽固醇。

有益的膽固醇可防止動脈硬化

膽固醇可以和蛋白質結合的形態往返於肝臟與血管。把血液中多的膽固醇運至肝臟是好的膽固醇；相反地，從肝臟搬運至血液的，則是有害的膽固醇。有益的膽固醇多，就可防止動脈硬化。為達到這個目的，我們就要攝取蛋白質、維生素 E，並且勤於運動。

有人到了中年以後，不只蛋類不敢碰，連動物性食品也不敢多吃，這是非常錯誤的觀念。當然，攝取過多的動物性脂肪對身體無益，不過動物性食品還是需要的，最重要的還是要營養均衡。因此，如果每天大魚大肉，自然可不必再吃蛋，但若每天都是以蔬菜為主，則吃一、兩個蛋也沒有什麼關係。

03. 芝麻好吃又健康

揉和傳說的健康之道

『Open sesame』，中文『芝麻開門』是在阿里巴巴與四十大盜的故事中，要打開岩洞的咒語。然而芝麻會被用作咒語，可能就是含有某些神秘的成分哦！

在中國，有仙人因為吃芝麻，所以可活至千歲的說法。傳說的食物有稱為靜神丸者，就是將磨碎的芝麻與蜂蜜各半混合而成的食物。這種食物，不但可治氣喘，還可以使白頭髮變黑。

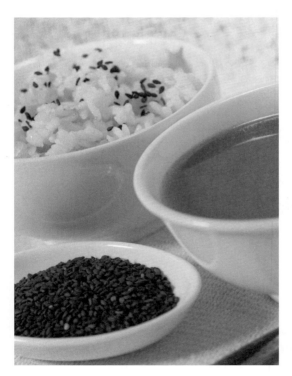

芝麻所含成分有益健康

上述說法的真實性如何，暫且不論，但芝麻的確是含有對人體有益的成分。芝麻是一種種子，而不管是哪一種種子，種

子類都含有很好的成分。據說在野生的猴群中，如果給它們整顆西瓜，猴子們會先將西瓜打破，然後爭先恐後地吃其瓜籽，也是種子。

在喜宴中，先端出來的是瓜子或南瓜子；過年過節待客，或看電視、電影時，也都要吃瓜子。或許這是因為瓜子本身很好吃，但它所含的優良營養成分應該是另一個原因。尤其是對吃素的人來說，這對維持身體健康更有助益。

在這種子中含有優良的蛋白質，以及亞麻仁油酸等豐富植物油，更重要的是，含有豐富的維生素E。

維生素E在體內，可提高酵素的利用，並防止老化和脂肪的氧化，預防癌症；有報告亦指出，狹心病症患者對氧氣的利用也會有改善，減少病症發作。此外，維生素E對過敏症狀很有效力；有氣喘病的人，攝取含有豐富維生素E的食品，對其本身也有助益。

除了芝麻以外，含有亞麻仁油酸的食品頗多。但是，芝麻、西瓜、南瓜、向日葵等種子，被認為是最好的，因為它們會與維生素E一起作用，因此效果更好。

種子類同時含有大量的維生素E與亞麻仁油酸，因此對動脈硬化或高血壓可以有效地作用。尤其是芝麻中，還含有稱為芝麻酚（seamol）的成分，和維生素E相同，對脂肪具有抗氧化的作用。

添加芝麻可增進食物風味

順便一提，添加芝麻的菜餚都很好吃哦！

如果能在飯桌上準備芝麻與磨碎器，以便隨手將芝麻磨碎撒在各種菜餚上，對促進身體健康很有幫助。又，應用靜神丸，將芝麻與蜂蜜的混合醬，塗在麵包也是很讚的食用辦法之一。

吃芝麻時，白、黑芝麻都可以，因為兩者在成分上並無太大的差異。只不過對於黑芝麻，有人會使用鐵分讓其於芝麻所含的花青素作

用來染色，使其看起來更黑。但在日本，白芝麻是被禁止漂白的，如果要以天然的形態來食用，可能吃白芝麻比較保險吧。

又因為芝麻的種皮很難消化吸收，所以要粒狀食用，不如將其磨碎，或打碎後食用，較能吸收。在台灣，因為國人喜歡其香氣（其實是焦香），故意將原料芝麻炒焦後再壓榨成油。事實上，燒焦後的食物會產生對人體有害的物質，最好是避免。

國人一向愛用芝麻油，但是市面上販售的芝麻油，很多都是混合其他食用油的混合油，消費者在購買時切莫貪小便宜，還是選擇有信用的廠商比較有保障。

芝麻油含芝麻酚、維生素 E，有益健康

如眾所知，芝麻是很好的食物，不過芝麻油也含有大量對人體有益的成分。其中最主要的原因是不經過厲害的精製。最近的食用油都經過很好的精製，而變成清清如水，因此很重要的維生素 E 等物質，就變得少之又少了。

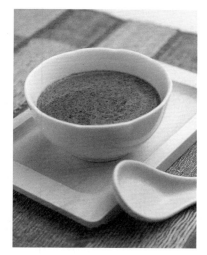

但是芝麻油是不用經過精製也可以食用，甚至為了保留它的黑色及香氣，反而不敢精製。因而原來含在芝麻裡的維生素 E 等，也就被保存下來了。此外，還含有類似維生素 E 抗氧化作用的芝麻酚（seamol），這對動脈硬化等的預防有很大的功用。由於保護黏膜而可預防肺癌，同時可攝取到亞麻油酸等成分，更可賦予香氣，這就是芝麻油。

04. 吃魚莫忘添加黃豆、芝麻

過量的不飽和脂肪酸會引起老人痴呆症

鯖魚、秋刀魚等背部呈藍色的魚，在它所含油脂成分中，有稱為ＥＰＡ的存在，這種成分對防止心肌梗塞或血栓有效。

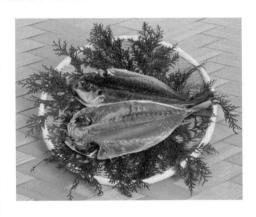

不過，這種ＥＰＡ為多價不和脂肪酸（ＥＰＡ有二十餘個碳，五個雙鍵結）的一種。據說這種多價不飽和脂肪酸若吃得太多，對健康反而不利，因為它有容易被氧化的特性，而這種物質在體內被氧化後，就會變成過氧化脂質，對身體是有負作用的。

換句話說，脂肪氧化所形成的過氧化脂質，會與胺基酸反應，形成脂質黃櫨色素（eipofustin）。這種很漂亮的黃金色色素，一旦在體內形成後，就很麻煩了，因為幾乎無法將它分解，或排泄出去。

更可怕的是，它有喜歡被貯存在腦細胞，或神經細胞的趨勢。如果在細胞中，貯存至一定的量後，細胞的機能就不能順利地進行，因此若貯存在腦細胞時，就會變成所謂的老人性痴呆症狀態。因此，我們都不希望這種物質在體內被大量的形成。

然而，這種多價不和脂肪酸中的一種的ＥＰＡ，卻是血栓症的有效治療或預防物質，讓此情況變得很複雜了。

維生素E可防止脂肪氧化

幸好，有個好辦法，可以讓問題迎刃而解，就是要同時攝取維生素E。

維生素E具有防止多價不飽和脂肪變成過氧化脂質的作用，又可使已形成的過氧化物質，變成穩定的形態。由於維生素E本身被氧化後，就具有不讓氧化再擴大的作用，因此可防止脂肪的氧化作用。這種現象我們稱為抗氧化作用。

維生素E很早就被發現了，只是直到最近才受到重視，但它的重要性卻一直沒有被發現。原因是它的缺乏症狀，不會立即明顯出現，同時從前被認為它只可治療習慣性流產，或調節女性荷爾蒙有關。

近年來，隨著對維生素E的深入研究，我們了解到這是很重要的維生素，更進一步了解維生素E的長期缺乏狀態，會導致成人病或老人性痴呆症等。

至於含有大量維生素E的食品有哪些呢？

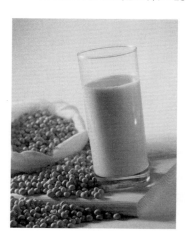

黃豆、芝麻、各種植物油、甘藷、蛋類、牛奶等都是含有大量維生素E的食品。尤其是黃豆與芝麻，更是多維生素E的代表性食品。因此，豆腐、豆乾、豆皮、豆豉、豆漿等都是維生素E的很好供給源；芝麻經由磨碎後再添加於各種菜餚，就可以大量攝取了，以這個觀點來說，芝麻醬也就是很好的調味料。

05. 多吃蔬菜可防癌

最近，不愛吃蔬菜的人有增加的趨勢。

可能是吃慣了加工程度高的調理食品，而不習慣新鮮、直接風味的蔬菜吧。也可能吃多了柔軟的調理食品，對於纖維素多的蔬菜就不合口味了。不喜歡蔬菜與癌症中的肺癌、大腸癌等發生有相當密切的關係。據統計指出，不喜歡吃蔬菜的人，很容易罹患這種癌症。

有色蔬菜

不喜歡有色蔬菜的人，肺癌的罹癌率很高。有色蔬菜指的是，深綠色的葉菜類，以及像胡蘿蔔或南瓜等帶有橘色肉質的蔬菜，其所含的胡蘿蔔素在身體內會轉變為維生素 A 的成分。最近有研究指出，番茄所含的番茄紅素也有保健作用。

在水果方面，胡蘿蔔素含量高的有木瓜、芒果、柿子、芭樂（紅肉）、西瓜（紅肉）、枇杷、洋香瓜、李子（紅肉）、桑椹（完熟者）等。

眾所周知，肺癌與香煙有關係。據日本國立癌症中心平山雄先生的免疫學調查結果，不容易罹患肺癌的人是每天都有吃有色蔬菜，而且不太抽香煙的人。

如果將這群人的肺癌比率算做一，不太

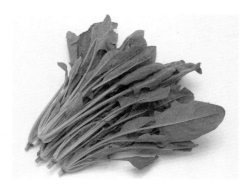

吃有色蔬菜，另一方面又抽香煙的人，其患肺癌而死亡的比率即高達五‧六倍。又雖然不抽香煙，完全不吃有色蔬菜，或吃了但不是常吃者，其罹患肺癌死亡率比常吃有色蔬菜的禁煙者，高出二‧三倍。如此說來，討厭蔬菜，尤其是不喜歡有色蔬菜的人，實在不能掉以輕心。

維生素A具有保護黏膜和再生功能

那麼有色蔬菜與肺癌到底有什麼關係呢？

維生素A似為關鍵因子。維生素A具有保護粘膜，又有促進粘膜再生能力的效果。如果缺少維生素A，受傷粘膜的修復不能順利進行，粘膜會經常發炎，這種反覆發生的刺激，直接與癌症有關聯。如果又有抽煙，肺的粘膜會再受傷，所以更提高肺癌的罹患率。

缺乏維生素A，也會使得食道癌增加。依據以老鼠為對象的實驗發現，如果長期維持維生素A不足的狀態，便容易在前胃產生癌。老鼠的前胃相當於人類的食道。

有人以為維生素A的補給源是鰻魚或肝臟，其實在台灣，有色蔬菜才是維生素A的最大攝取源，因此有沒有吃有色蔬菜就是關鍵所在。雖然鰻魚和肝臟維生素A含量高，但我們不太可能常常大量食用，所以含有量高，不一定就是很好的補給源。

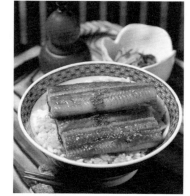

維生素C讓你遠離大腸癌

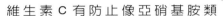

　　大腸癌的增加則是與脂肪，尤其是動物性脂肪攝取量的增加有關。原因是含有脂肪的糞便滯留於腸道。要防止這種毛病，還是要多吃蔬菜。

　　維生素 C 有防止像亞硝基胺類（nitrosoamines）的發癌物質在腸內等消化器官內生成的作用。多吃含有維生素 C 的蔬菜，也有使癌症發生率減少的趨勢。

　　維生素 C 在水果中的含量較高，而且由於水果都是生吃的，不必加熱烹調，所以是很好的供給源。不過讀者也不要忽略了馬鈴薯、甘藷類含有大量的維生素 C，就算經過加熱烹飪，其所含維生素 C 仍殘留著相當多的量。

　　至於維生素 C 含量多的水果則有，草莓、芭樂、李子（紅肉）、香蕉、柑桔類、龍眼、荔枝、柿子、木瓜、香瓜、桑椹等。

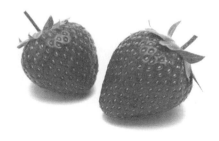

06. 青蔥要連葉子食用

青蔥葉子營養高

很多人都不愛吃青蔥的綠色葉子部分，連菜販都會事先將其剪掉，或秤重後再將其剪掉。因此提起青蔥，有人就會以為指的是白色根部的部分。記得筆者

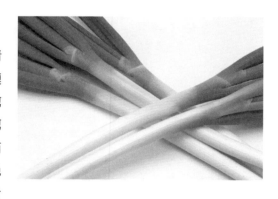

小時候，家裡有養火雞，小火雞特別愛吃切碎的青蔥葉子，因此我們常去菜販那裡要回來這部分，切碎餵小火雞。

而在我們常吃的泡麵裡，所附的脫水蔬菜大都是青蔥，為了節省成本，所使用的原料都會連青蔥的葉子部分也加以利用。

不限於青蔥，對於所有蔬菜都可以說，在這綠色部分才含有大量的維生素、礦物質呢！在綠色深的部分，尤其含有豐富的胡蘿蔔素，容易被身體所吸收，而可發揮維生素A效果。有趣的是，綠色愈濃，胡蘿蔔素有愈濃的趨勢，白色部分卻不含葉綠素。

同樣的，對維生素C來說，白色部分也比綠色部分少很多。葉菜的部分，尤其是像青蔥，可明顯地區分白色與綠色部分的蔬菜，由於不同部分，其維生素與礦物質類的含量也有相同的差異。

如果參閱「食品成分表」的維生素A欄，便可發現一〇〇克的白色青蔥部分中，其含量為八十五ＩＵ（國際單位），然而綠色葉子部

分卻含有四八○ＩＵ。據書上所記載，我們一天的維生素Ａ需要量為二○○○ＩＵ。

如果我們一天攝取一○○克青蔥，則一次可攝取一天需要量的四分之一。

其他像是維生素 B_1、B_2、菸鹼酸、維生素Ｃ、鈣、鐵等，我們身體所須的營養素，在綠色部分顯然都較白色部分為多。

因此下回在吃青蔥時，記得把別綠色部分丟掉，因為實在是太暴殄天物了。

吃青蔥可以防止疲勞

此外，綠色部分含有的豐富維生素 B_1，對預防到中年以後常見的疲勞、情緒不穩等症狀也很有效呢！

現代人的營養看起來已足夠，實際上維生素類養分卻是不足的。由於飲食生活的改變，尤其是從前就被認為對身體有益的食品攝取量更有減少的趨勢。

值得一提的是，青蔥含有所謂的硫磺化合物，對維生素 B_1 的吸收，或促進其在體內有效地利用有效的物質，而此物質可提高防止疲勞，或倦怠的效果。

除前述，青蔥的綠色部分含有很多的對預防成人病有效、可預防癌症的維生素Ｃ，與長壽有密切關係的維生素 B_2 外，還含有中國人常常會缺乏的鈣與鐵等。而同樣是吃蔥，要連綠色部分也一起吃，更要吃綠色部分的北蔥。

07. 裙帶菜是維生素 A 的寶庫

裙帶菜含有豐富的胡蘿蔔素

裙帶菜（又稱為海帶芽）或海苔等帶有綠色的漂亮海藻，都含有大量的胡蘿蔔素（carotene）。胡蘿蔔素是橙色的色素，在體內被吸收後會轉變為維生素 A。

綠色的海藻與蔬菜，都是國人維生素 A 的重要來源。在海藻中，裙帶菜更是不能忽略的維生素 A 主要來源。

胡蘿蔔素單獨食用，要消化吸收不那麼容易，吸收率也不好。這是因為它與維生素 A 一樣，具有溶解於油脂的特性。換句話說，它必須和脂肪一起被吸收。也就是說，進入消化器官的胡蘿蔔素，要受到脂肪的幫助才能被吸收。

裙帶菜的吃法有竅門

我們可以將裙帶菜像沙拉一樣，澆上沙拉醬（dressing）來食用，要比一般習慣做為菜湯或醋漬來吃，容易吸收的多。要做成醋漬時，最好澆上芝麻油，風味更佳。當然做為炒菜也很好，不過像裙帶菜這樣清淡的海藻，如果用炒法來烹飪，是會損及其原有風味的。

另外，將裙帶菜做成油炸食品味道也很好。將切碎的裙帶菜，裹上麵糊油炸即可。

在店鋪出售的裙帶菜以各種不同的形態出現。其中胡蘿蔔素最多的，當然是生鮮裙帶菜。不過將生鮮裙帶菜鹽漬者，也含有相同量的

胡蘿蔔素。

　　乾燥裙帶菜則因為長時間曝曬在太陽底下，其所含的胡蘿蔔素被氧化，以致胡蘿蔔素的含量減少了。雖然說是裙帶菜，為了確實地獲得體內效果，應該仔細地將品種因素也考慮進去才行。

　　還有市場推出的冷凍乾燥裙帶菜，它的胡蘿蔔素含量也相當多。其效果幾乎與生鮮裙帶菜相等。

　　至於裙帶菜做為沙拉時的調味醬，只要是植物油，無論是那一種都可以，不過如果期待有更大的效果，就要推薦用芝麻油了。因為芝麻油本身對身體有益的事實不能忽略，而且它還有消除裙帶菜腥味的功能，使它更容易被年輕人所接受的優點。

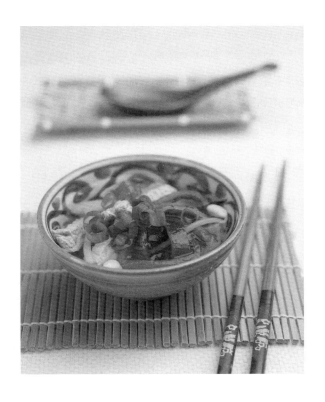

08. 蔬菜攝取不足容易拉肚子

理想的蔬菜攝取量是一天五○○克

白領階級的膳食,首要注意的就是蔬菜攝取問題了。

雖然很多人都自認已經吃了足夠的蔬菜,但其實常常都有攝取不足的現象。例如,午餐在外面用膳,叫個客飯或簡單的快餐,通常會附上一小盤沙拉或一小撮蔬菜。裡面所含的大都是一點點萵苣或切碎甘藍,充其量不過是六十至七十克,很少超過一○○克的。晚餐時如果還有應酬或參加宴會,雖然大魚大肉,但蔬菜的供應量也很少。

蔬菜攝取不足是很嚴重的問題,理想的蔬菜攝取量是一天五○○克,如果只攝取一○○至二○○克的程度而不足時,對人體有益的腸內細菌會繁殖不良,因此常會發生拉肚子的現象呢!

蔬菜纖維質攝取不足者多有拉肚子的毛病

我們發現很多白領階級都患有肚子不適的毛病,尤其是拉肚子的人特別多。這而拉肚子的原因,除了消耗神經以外,最大的原因可能

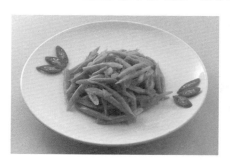

就在於蔬菜的攝取量不足。

在一項針對大學女生所作的調查中,對於蔬菜的喜歡程度與身體情況之間,我們發現愈不喜歡蔬菜的人,其身體狀況愈不佳,尤其是患有拉肚子

狀態的人。這就是因為纖維質攝取量太少的緣故。特別是坐在辦公室的白領階級，運動量不足，對於腹部的刺激少，所以需要蔬菜的纖維來幫助消化，以維持健康。

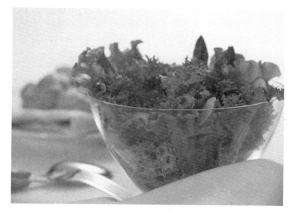

換句話說，白領階級的健康管理首要之務，便是要多攝取蔬菜。

生吃蔬菜一定比較好嗎？

談到蔬菜，常有生鮮蔬菜比煮熟者好的想法，其實並不盡然。

常被做為生鮮蔬菜食用的有萵苣（lettuce），如果一天要攝取五○○克，等於一個半的（球狀）萵苣，將其弄鬆做為沙拉狀，其體積就有一個大籃那麼多。相對地，如果將其煮熟則體積會變得很小。將蔬菜煮熟，再多攝取它所含的纖維最好。如以蔬菜汁狀態食用，則纖維含量較少，應盡量以蔬菜的狀態來多量攝取比較好。

蔬菜是各種營養素的主要來源

雖然大家都知道蔬菜的重要性，不過真正了解其重要性的人並不多。蔬菜並不單單只是供應纖維質而已，它更是多種營養成分的重要供給源。

根據日本厚生省一九七二年的國民營養調查結果顯示，各種營養素是從什麼營養群所攝取，發現蔬菜占了很重要的地位。鈣的第一位為乳製品，但是蔬菜為第二位；鐵即很明顯的佔第一供給源。其他的

維生素 A 、 C 也都占第一位。雖然維生素 B$_1$為第三位，但綜合起來，蔬菜占第一位的頗多。

　　因此，說蔬菜為重要營養分的來源，實在不容懷疑。

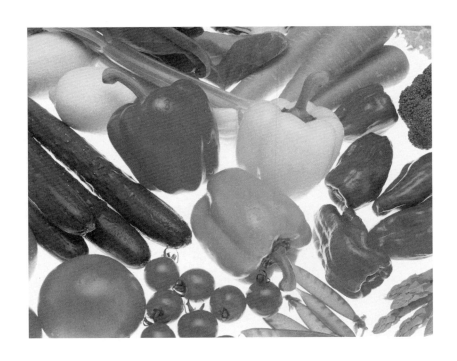

09. 食量大的人應多吃蔬菜

有些人晚上下班後，在外應酬回到家裡還得吃個宵夜才滿足，平日吃飯也要吃個三大碗才罷休。而這類食量大的人通常都長得很胖，也常被別人注意到他的過重身軀。

食量大易肥胖

食量大與工作性質有關，但大部分都是吃得太多，攝取超過所須熱量的緣故。吃得過多，身體內的熱量會過剩，等於存款過多，莫怪會長胖了。一般來說，所謂食量大的人，常常是一次吃得很多，而這無異是火上加油，促使人更胖。更糟糕的是，大部分食量大的人，都有一次吃太多澱粉類食品，如米飯、麵條等的趨勢。

大家都知道，肥胖與成人病有直接關係。有人說，腰圍大一公分，壽命就會縮短一年；長得愈肥，身體內，尤其是血管中的脂肪會積存愈多，動脈硬化的程度也會愈嚴重。因為動脈硬化會成為腦溢血、心臟病的原因，也可能成為糖尿病的導火線，所以上了年紀的人一定要盡量避免肥胖。

飯前先吃些蛋白質含量高的東西

那麼要怎麼辦呢？首先一定要停止一次吃很多的習慣。在用膳時，可以先少量吃些東西。這時不要吃甜的東西，盡量吃些像乾酪、

魚漿製品、雞肉、牛奶等蛋白質含量多的食品為宜。如果吃蛋白質含量多的食品，血液中的糖分會長時間保持在吃飽時的濃度，身體就不會產生無法忍受飢餓狀態，身體只要不感覺飢餓難耐，自然就不會在用膳時，狼吞虎嚥地大吃特吃了。

養成多吃蔬菜的習慣

出乎意料的，食量大的人似乎都有不吃蔬菜的習慣。

一般說來，食量大的人，都是因為肚子沒有填滿，感覺不滿足而拼命吃，並不是只因為喜歡吃米飯，所以要大量吃才能滿足。

蔬菜的體積很大，熱量卻很少，而且容易脹飽肚子，因此要努力吃蔬菜才行。喜歡吃米飯的人不喜歡吃生鮮蔬菜，這也難怪，因為米飯在口中的感覺與生鮮蔬菜在口中鬆脆感覺，很難配合起來。但並不是只有生鮮蔬菜才是蔬菜，煮過、燙過，或炒過的也可以。煮或炒過的話，就跟米飯很配得來。

不過鹽漬物就要注意了。因為鹽分多，所以很下飯，結果反而會多吃飯，那就無法糾正吃太多的狀況了。如果喜歡吃蔬菜，就大都可改掉食量大的毛病。

另外，多吃澱粉類食品的人也容易有缺少維生素 B_1 的毛病。這是因為在澱粉類的消化代謝過程中，需要維生素 B_1 來幫忙。因此多吃澱

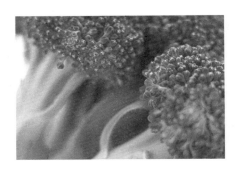

粉類食品會有腳氣病發生的問題。在日本曾經有運動選手在集中訓練營中，發生多數選手患腳氣病的問題。調查之下才發現，原來是運動選手們都以速食麵為宵夜，是吃多澱粉質食品所引起的。

10. 不吃蔬菜口味又重會導致高血壓

有人很喜歡吃鹹的東西。這種人常以鹹魚、鹽漬物、魚乾等配菜喝酒或吃飯。統計數據顯示，很多患胃癌的人，大都嗜好攝取鹽漬物等鹽分多的食品。

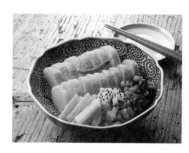

又，愛吃鹹東西的人，很多有高血壓的煩惱也是事實，而這就是食鹽會提高血壓的緣故。如果味道太淡就吃不下，那麼他患高血壓或胃癌的危險性，就會提高很多了。

吃太鹹會導致高血壓

從前我們都聽說，在激烈運動或高溫環境勞動，或者在夏天流汗多時，因鹽分損失，就要多攝取食鹽以彌補，不過現在我們已明白這種說法是錯誤的。因為如果鹽分的攝取量少，相對地從皮膚排出的鹽分也會減少。控制這種作用的是自副腎皮質所分泌的荷爾蒙（aldosterone），它具有壓制從皮膚汗腺流出多餘鹽分的作用。

一般來說，鹽分攝取量，最理想的是控制在一天十克以外，最好是在八克以下。

那麼為什麼攝取過量的鹽分會造成高血壓呢？這是因為鹽分會溶解在血液等體液中，而在身體內流動。另一方面，在細胞內有含鉀的

細胞液存在，兩者之間，以一定濃度保持平衡。然而人類或動物的細胞膜是原形質膜，這種膜可讓水通過，但鹽分就不容易通過了。如果攝取過量的鹽分，則細胞外的血液等鹽分濃度提高，那麼細胞內鉀的濃度會努力趨於平衡，所以會採取將細胞外血液稀釋的作用。

　　因此，只有被迫將細胞中的水分排出，或飲用多量的水，將血液稀釋。不過實際上，將細胞中的水分排出會有問題，所以都以喝水來稀釋血液，以謀平衡為解決辦法。

　　所謂血液被稀釋，但血液中的鹽分總量並沒有改變。換句話說，在有限空間的血管中充滿了血液，因此血壓會相對地提高。

　　至於為什麼食鹽會與癌症有關呢？原因還不清楚，但是在吃太鹹的食物的地區，癌症病人多是事實。無論如何，攝取多量鹽分對身體不利，卻是不可否認的。

蔬菜含有鉀可幫助過剩的鈉排出，改善高血壓

　　對於高血壓，除鹽分的影響外，蔬菜也有關係。不喜歡吃蔬菜的人，患高血壓的人較多，原因在於鉀。由於蔬菜含有多量鉀，多吃蔬菜，自然等於攝取多量鉀。如果攝取過量的鉀，即會從尿中排出去，同時必定有鹽分伴隨著排泄。因此，假如稍微多攝取鹽分，只要蔬菜的攝取量夠多，則過剩的鈉會被排泄，防止高血壓。

　　除了蔬菜以外，水果類也含有鉀。不過吃水果要注意糖分含量的問題。像香蕉、蘋果類，如果多量攝取就會成為肥胖的原因。另外有些人吃水果時，都會撒或沾點食鹽，以增加甜味，但如此一來，它所含的鉀就無法發揮作用了。因此吃水果時，還是不宜加鹽，或沾醬油食用。

　　想矯正吃得太鹹的習慣，不妨改以使用醋和香辛料，以此來代替食鹽和味精。

11. 魚漿製品鹽分多

● ● ● ● ● ● ● ● ● ● ● ● ● ● ●

吃得時候不覺得鹹，但鹽分含量多的食品有魚丸、魚糕、竹輪等魚漿製品。其他的魚漿製品親戚，如甜不辣（油炸魚糕）、人造螃蟹腳、人造干貝、魚肉香腸等也一樣，這些製品都含有一～三％的鹽分。

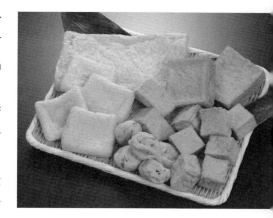

為什麼魚漿製品都含有多量的鹽分呢？這是因為從魚肉製造成魚漿製品的過程要添加食鹽。

魚肉蛋白呈纖維狀，但魚肉漿是將這些纖維狀蛋白質變成均勻的狀態，即溶解的狀態。不管用多少力量磨碎，也無法將魚肉的纖維狀蛋白質變成溶解狀態，但是如添加約一％的食鹽就可以使其溶解。

因此，從魚肉漿所製成的魚漿製品，都含有相當量的鹽分，血壓高的人應盡量不要吃市售的魚漿製品。如果很想吃也以蒲鉾（Kamaboko，魚糕）一、兩片為限，而且不宜多吃，更忌沾醬油吃。

『魚漿製品』DIY

被醫生限制食鹽攝取量的人，難到就完全不能吃魚漿製品嗎？那可不一定。雖然吃起來口感不完全一樣，但我們可以利用絞肉器自己製造相似的製品。

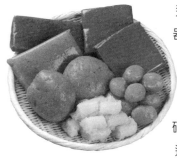

這種絞肉機是像果汁機（mixer）的機器，具有可將食品打碎的迴轉刀片，並且有將切碎的食品揉捏的功能。因此將魚肉放進絞肉器內，再添加少量做為粘著劑的澱粉、雞蛋或麵粉等一起打碎、揉捏，就可以做成肉漿狀的東西。

這與魚漿製品的差異在於蛋白質並不呈溶解的狀態。換句話說，纖維狀的魚肉蛋白質被細切，並被揉捏而已。將這製品烤燒、油炸或燙煮，其口感（組織）稍有粒狀感，但很類似魚漿製品。

在眾多加工食品中，可直接食用的大都含有相當量的鹽分。以中式或西式火腿為首，湯類、乾酪（cheese）、乳酪（butter）、麵包、烏龍麵、油麵、乾麵、麵線、魚乾、蘿蔔乾、鹽漬物等不勝枚舉。在加工食品中，尤其是使用麵粉的麵包、麵條類，為了揉捏呈現彈性（ＱＱ的彈性），都必須添加食鹽。原因如上述，食鹽可使用麵粉中的蛋白質呈溶解狀態。

市售調理食品含鹽量也很多

火腿、香腸、乾酪、乳酪等也要添加食鹽才能製造出理想的製品，不過現在乳酪已有不添加食鹽的製品出售了。

現在市面上普遍可以看到的調理食品、冷凍調理食品也大都含有多量鹽分。要以便宜的材料做出味道好的製品，勢必將味道調得濃一點。有些人在食用調理食品時，還要淋上醬油、調味醬（sauce）、食鹽等，其食鹽的攝取量更是驚人。

需要限制鹽分攝取量的人，要盡量食用自製的食品，不要吃市售的調理食品，不過若使用的原料，也是加工食品就失去減鹽的意義

了。至於像冷凍蔬菜、冷凍肉、冷凍魚等加工食品，則幾乎不加鹽，可以放心食用。目前市面上已有各種人工甜味料出現，可惜尚無人工鹹味料。

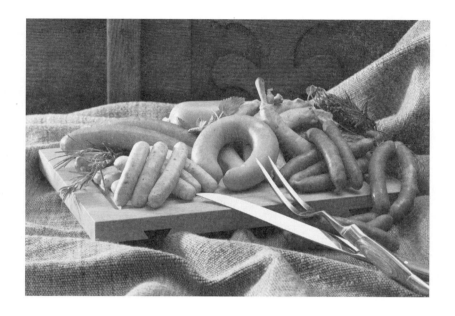

12. 過年過節的減鹽方法

傳統的食物保存方法──加鹽

我們家裡常吃的傳統食品都含有多量的鹽分。例如，台灣菜的小魚乾炒花生、蘿蔔乾煎蛋、牡蠣炒豆豉等都使用了相當量的食鹽。

然而過年過節，因為會準備比平常多的各種菜餚，如果想讓它保持幾天不壞，就不得不多使用食鹽。像紅燒食物能保持較久，也是因為含了較多的鹽分。

如果鹽分在八％以上，則大多數的食品可保存較久。紅燒食品等為了安全，其鹽分含量大都在十％以上，若鹽分低於八％，其保存性就會急劇地降低，因此不得不多加鹽分。

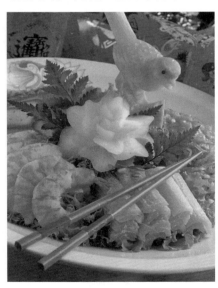

還有如前述的魚丸、魚糕、竹輪、仿造螃蟹腳等的魚漿製品，也含有相當量的鹽分。菜湯含鹽量亦很多，雖然湯類的食鹽濃度在一％以下，但量多，自然鹽分的攝取量也變多。

例如，菜湯中的鹽分含量為〇‧八％，如喝一五〇公撮就等於攝取了一‧二克食鹽；吃下一大碗烏龍湯麵，就會攝取約五克的食鹽了，況且烏龍

麵本身也含有鹽分呢！

　　過年必吃的蘿蔔糕、鹹年糕、粽子、餃子配酒菜如烏魚子、滷菜、花生米等，也都含有大量的鹽分，因此過年過節時，血壓高的人也常會發生血壓上升的情況。

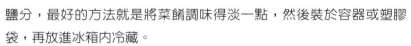

年節裡如何少吃鹽？

　　在過年過節要想盡量少攝取鹽分，最好的方法就是將菜餚調味得淡一點，然後裝於容器或塑膠袋，再放進冰箱內冷藏。

　　貯存在冰箱的食品，想吃時就拿出來盛盤，再溫熱一下即可放心食用。這樣的作法，即使味道淡一點，也可以保存約三天不會有問題。

　　另一個方法是，尋找瓶裝或袋裝的淡味加工食品，然後在食用時再開瓶盛盤食用。

蔬菜含鉀有利多餘的鹽排出

　　雖然已儘量避免，但過年過節還是難免攝取比平常多的鹽分，我們就要想辦法將體內的鹽分趕出來。

　　這時可以食用蔬菜汁。當然最好是自己動手製造蔬菜汁飲用，如果過年過節不方便自己動手做，可以事先尋找一○○％的不加鹽蔬菜汁或番茄汁，並將其貯藏起來。在每餐開動前，先喝一點這種無鹽蔬菜汁，養成習慣後，就可安全度過年節危機了。

　　蔬菜含有多量鉀，可以將體內多餘的鹽分排出於體外。除了蔬菜

以外，水果、海藻類也含有多量鉀。我們常常看到很多人除了水果以外，不吃蔬菜、海藻。這種人就很容易患高血壓。

　　小孩子一般也都不喜歡吃蔬菜，我們可以改變烹飪或調味方法，養成小孩喜歡吃蔬菜的習慣。像卜派水手吃菠菜罐頭的卡通也是鼓勵小朋友吃蔬菜的一種方法哦！

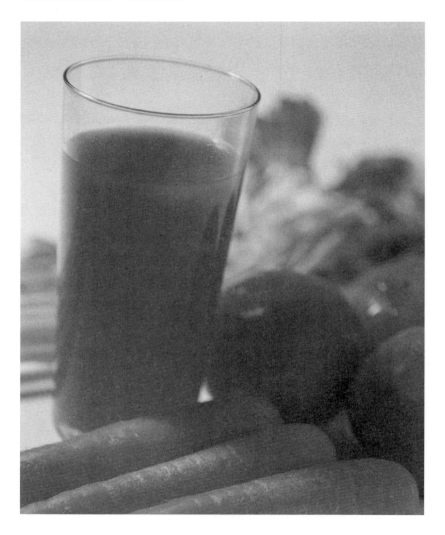

13. 降血壓的健康食品

患有高血壓的人最好能多攝取可降血壓的菜餚，而其中最好的就是加有海帶、香菇、黃豆的糙米飯。我們先切碎海帶、香菇、黃豆，經浸水後，與多加一成水的糙米混合，然後以壓力鍋煮熟即可。

要特別注意食鹽的添加量，一般人習慣加點食鹽，但建議您最好不要，不妨改加一點醬油就好。

傳說吃海帶可以降低血壓

海帶（昆布）含有可降低血壓成分的『拉密寧』。這是海帶特有的一種胺基酸，具有降低血壓的功用。民間傳說，每天飲用海帶根部復水後的水，就可以降低血壓，也是因為它含有這種水溶性胺基酸的緣故。

吃這種糙米飯，是因為海帶切碎，所以可將它全部吃下去。因此，海帶的其他有效成分，例如粘液成分的褐藻酸（alginic acid）會一起吃進去。這種成分可防止便秘，對於降低血壓很有利。吃海帶同時也可以攝取碘，據說只要一天吃一小片海帶，就足夠一天所需的碘量了。

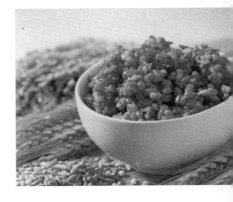

然而一〇〇克的海帶中就含有三二〇〇至七五〇〇毫克的鉀，可以說特別多。香菇乾、黃豆也含有豐富的鉀，黃豆一〇〇克就含有一九〇〇毫克。使用海帶、香菇乾復水過的水來煮飯，就可以好好地利用它所含的鉀。又，海帶與香菇的甘味成分也可以同時加入利用，做成美味可口的米飯。想要降低血壓的人，就要攝取足夠量的鉀，以上這些食品，都是很好的東西。

吃香菇以利排出多餘的膽固醇

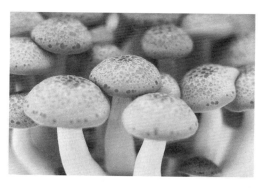

另外，香菇含有稱為editadenine的物質。這種物質只有香菇才有，對於降低血液中的膽固醇頗為有效，在香菇乾、鮮香菇裡都有。不過這種成分卻在還沒有開傘的冬菇裡較多，開傘的香菇（日語稱為『香信』）裡則較少。

在血液中多餘的膽固醇會聚集於血管壁，而成為提高血壓的原因之一。如果多攝取editadenine，血液中多餘的膽固醇就會在肝臟內轉變為膽酸，並且隨著膽汁排出腸內。由於editadenine的作用，多餘的膽固醇便會被排出，那麼血管壁會變得很乾淨，血壓自然也容易降下來了。

黃豆與糙米能鎮定神經、降低血壓

黃豆與糙米所含的蛋白質都是優良的植物性蛋白質，並且被發現具有促使血管柔軟的作用。又，黃豆所含的卵磷脂在體內會轉變為

『膽鹼』（choline），可防止血管的動脈硬化。因為血管緊張或硬化時，血壓就容易上升，因此如能使血管柔軟，血壓就會自動降下來。

黃豆與糙米都含有大量的亞麻油酸與維生素E。亞麻油酸與維生素E會互相作用，促使血液中的中性脂肪值與膽固醇值正常化。維生素E更會進一步地防止血液中的亞麻油酸被氧化變成過氧化物，以致血液粘稠化。它還可以還原過氧化物，使血液恢復至清爽不粘稠的狀態。這一點就有降低血壓的效果了。而且黃豆與糙米都含有豐富的維生素 B_1 及鈣，這些都具有鎮靜緊張神經、降低血壓的作用。『加海帶、香菇、黃豆的糙米飯』就是總合這些有效成分的一種優良食品。

台北醫學院的董大成教授也一直提倡加黃豆的糙米飯。本文則再加上海帶與香菇，筆者相信如此對健康一定更有益才對。

附 記

日本FC化學株式會社將要推出一種低鈉鹽『鉀基質（kali base）』。據該公司稱：「現在日本人所攝取的食鹽量平均一天為十二克，照衛生單位的推薦，應該要減至十克下。如果能夠將我們每天所攝取的食鹽以該公司的低鈉鹽來代替二十至五十％，就可以達到這目的了。該產品由中國產的苦汁提出氨化鉀後所製成的，其主要成分是氯化鉀七十五％以上，氯化鈉二十五％以下，並含有海水中的微量礦物質。」

該公司已辦登記手續，俟得到我國正式許可後，將在國內推出該產品，不但可做為家庭用，也可應用於加工，如此一來我們就不必再為攝取過多的鈉所煩惱了。該產品如跟食鹽配在一起使用則不會感覺苦味。

現在台灣製鹽公司已推出對健康更有益的低鈉食鹽製品了。

14. 以魚乾醋代替醬油

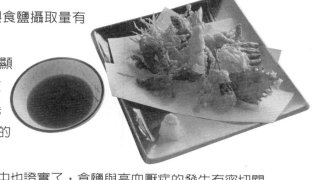

　　大家都知道血壓與食鹽攝取量有密切關係的事實。

　　在日本調查的結果顯示，食鹽攝取量多的東北人較攝取量少的近畿地區人民，其患高血壓的比例高出很多。

　　然而在動物的實驗中也證實了，食鹽與高血壓症的發生有密切關係。依據日本醫科大學家森教授的實驗報告，以低蛋白加上食鹽飼養老鼠，會發現患腦溢血的比例較高。

　　由上述實驗，我們可以知道食鹽與高血壓的生成有著密切關切。再者，隨著氣溫降低，患有高血壓的人，其血壓也會上升。因此在寒冷的冬季，更應該盡量節制鹽分的攝取。

　　雖然說要減鹽，實行起來卻很難，尤其是在菜餚的調味時，很容易將食鹽添加過頭。不過如果能夠以醋代替醬油的話，就可減少相當量的鹽分。然而將醋直接添加於菜餚，有時會覺得太酸而乏味，感覺很不好吃，這時只要稍微動動腦筋，其實醋也會變得津津有味哦！

魚乾醋的作法

　　現在就教您一個將小魚乾與醋融合利用的方法。

　　首先，準備小魚乾，較大的魚乾則要除去頭部與內臟，這是為了

除去腥味與苦味的關係。接著，將除去頭部與內臟的小魚乾炒香（但不要炒焦）。如果不炒香，就直接浸於醋中，會有腥味。

然後，將炒香的魚乾裝於玻璃瓶中，以裝一半為宜。最後，加入釀造醋至瓶子的頸部，加蓋貯藏約十天，這樣就可以得到味道絕佳的食用調味醋了。

由於小魚乾所含有的微量鹽分會將醋的刺激味去除掉，而且魚乾的美味成分（主要是胺基酸）會溶在醋中，因此能讓醋增加了甘味與濃厚味。

風味絕佳的魚乾醋，對健康也有好處

經過這樣處理的醋可代替醬油，澆在燙過的菠菜，或油炸食物、燒賣、餃子等任何需要添加醬油的食品上，增添菜餚風味。

醋用完後所留下來的小魚乾，可添加於海蜇皮、沙拉、煮麵時來食用。仔細觀察這些小魚乾，你會發現它們的骨頭完全都被溶化掉了呢！由此可知，加有小魚乾的醋，溶有小魚乾骨頭的鈣，我們可將這些鈣好好地加以利用，而這也可以稱為健康醋了。

醋不但可使你精神爽快，促進消化液分泌，在胃液中的酸太少時，也會有代替作用。由於醋的酸性對胃中食物有殺菌的功能，因此可防止肚子發生異常發酵，感覺不舒適等問題；而且醋不但吸收快，也有促進身體新陳代謝的作用呢！不過，選購時一定要使用釀造醋，同時注意瓶上的標示，購買有信用的廠商製品。

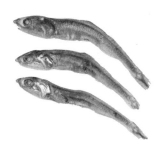

15. 偏食有害健康

　　飲食生活一旦不平衡就會引起很多問題。不管以什麼形式，偏激的飲食生活一定會給身體帶來某種影響。

　　當然有些人會說，『我很偏食，但我一樣精力充沛，而且比別人多做一倍的工作。』或許在外觀看起來是如此，但在身體中，卻慢慢形成了嚴重疾病的條件。

身體有適應性

　　我們常常看到有人不會喝酒，如果每天少量飲用，最後變成酒量很好的例子。在我們的肝臟中，有分解酒類中酒精的酵素，而在每天喝酒當中，我們的身體也會增加這種酵素的分泌，結果是對酒精的分

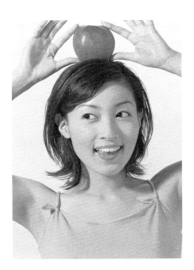

解力變得很好。換句話說，身體會適應酒精。話雖如此，這種適應也有限度。當我們的身體不能適應時，破綻就來了。

身體也有彈性

　　營養稍有偏差時，並不會即時表面化出來。經過幾個月後，等到無法忍受偏差時，其症狀就會如水湧出一般出現了。到時，恐怕就已經太遲。

這種狀態很類似白蟻在蛀蝕房屋的柱子。從房子的外觀看起來雖無異狀，然而所有的柱子，都慢慢地被吃掉了。慢慢的，柱子會形成海綿狀，以空洞的狀態支撐房子，最後柱子無法承受整棟房子的重量時，就會應聲倒塌。

被稱為成人病的一連串疾病，會在不知不覺中，花很長時間去醞釀。如果不知道有高血壓，將其置之不理，最後會演變成動脈硬化。在血管所加的強大壓力會促進動脈的硬化，其結果會發展為心臟病或腦溢血。

不治療糖尿病，或高尿酸值，也有同樣的結果。這些都是不平衡的飲食所引起的。均衡的飲食才是最好的預防方法，而營養是重點。因此，首先要防止偏食。最重要的是，要養成什麼都可以吃的習慣，而且要努力並小心地廣泛食用各種肉類、蔬菜、水產品等。

什麼東西都要吃

關於偏食，常見的是不吃某種食品群，而引起營養不足的狀態。常聽有人說不喜歡吃菠菜或不吃豬肉，但是如果他能夠小心搭配其他食物，就不能稱為嚴重的偏食了；不喜歡菠菜，可以改吃芥菜等其他綠色蔬菜，豬肉也可用牛肉、魚類來代替。

然而若不喜歡蔬菜，都改以水果來代替，就是嚴重的偏食了。每天都吃牛排或午餐都要吃牛肉麵，這種飲食也是很厲害的一種偏食。

為了防止偏食，在日本有人提倡每天吃三十五種食品。當然這裡所說的三十五種是目標，少一、兩種，或多一、兩種並無妨，而這三十五種是將所有配料也包括在內。例如，吃酸辣湯，就要將所含豆腐、豬肉、榨菜、蛋、豬血糕、香菜等算進去，所以可算為六種。這樣一頓飯吃下來，就有好幾種食品了，其目的就是不要偏食。

16. 不要忽略米的蛋白質

米飯是防止成人病的食品

對於國內飲食的西式化，已經有很多專家提出警告。相反地，在歐美卻注意起傳統日本飲食生活的優點，而將其視為最理想的膳食。當中最重要的支柱之一就是米飯。其論點是以米飯代替過量攝取的動物性食品，並以此達到預防成人病，進一步保持健康。

從前有人提出，東方人因食用米飯，所以腦溢血多、高血壓多的說法。現在卻完全相反，米飯被認為是防止成人病的食品。這是因為對米有更多的研究，並發現米飯是很優秀的食品。

在美國提倡吃米飯的首要原因就是，米飯並不含動物性脂肪。美國人從肉類攝取了大量脂肪，而穀類等澱粉的攝取量卻很少，這被認為是成人病的原因之一。因此必須多吃澱粉，將總攝取熱量中的脂肪所佔比率降低。

米的蛋白質可以降低血壓，使血管柔軟

實際上，米的優點不限於此。

米含有各種營養成分，並具有各種效果。最近已發現它具有降低血壓，促進血管柔軟的效果，這種效果的原因就在於它所含的蛋白質。

雖然米的成分以澱粉為主，但它所含約七％左右的蛋白質雖然量不算多，卻可降低血壓，並使血管柔軟。為什麼會有這種作用，現在

還不清楚，不過專家有以下的推測。

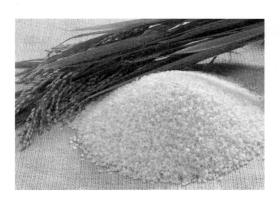

蛋白質的品質愈好，其被利用做為構成身體蛋白質的比例也會愈高。想表示蛋白質營養價值的指標，我們可以用蛋白價的數值。蛋是最優良的理想蛋白質，所以將蛋白價定為一○○。米的蛋白價為七十八，比蛋少，不過在各種植物食品中，這是可算為相當高的數值。黃豆是七十五，牛乳七十四，同樣是穀類，小麥只有約四十。從這些數值我們就可以清楚了解到米的蛋白質有多優良了。

不過米的蛋白價比蛋或肉類稍低，其原因是屬於必須胺基酸的色胺酸等含量稍微少一點，所以必須胺基酸的平衡比理想的比率稍微偏袒的關係。

如此說來，比蛋或肉類稍微遜色的米蛋白質，在植物性蛋白質中卻甚為優良。米蛋白質的大半會成為身體的蛋白質，不過在代謝的過程中，一部分會做為熱量燃燒。這結果是蛋白質的分解會產生尿素，而這會增加尿量。結果轉為促進身體排泄體內多餘的鈉，並對降低血壓有效。

吃米飯會使血管柔軟的原因尚不清楚，不過確確實實有益，這也會增加排泄物的量，有助於防止便秘，關於這一點對高血壓的人很有幫助。

最近美國雜誌還介紹，某醫師以米飯加鳳梨來當作減肥膳食給病人食用。更因為日本現在是世界上平均壽命最高的國家，所以歐美人士都流行吃日本傳統膳食來保持健康與長壽，也難怪他們會將米飯當成健康食品來食用了。

17. 節食會造成蛋白質不足

減肥問題人人關心，這不但攸關美麗，更因為肥胖會造成成人病的消息氾濫於傳播媒體的關係吧！不過很多人都沒有注意到伴隨著節食而來的陷阱。節食對於肥胖，在某些程度上是有效的，不過有兩個問題卻很值得注意。

第一，不要減少蛋白質的攝取量；第二，脂肪的攝取量也不能太少。

減少了飯量，也減少了蛋白質

關於蛋白質的問題，我們往往以為已經攝取了足夠的量，但實際上不足的情形常常會發生。這是由於減少米或小麥攝取量的緣故。例如，減少米飯的量，米一〇〇克，煮成米飯後，大概等於兩碗左右。節食時，大都會減少食用這份攝取量，但其中所含的蛋白質約有七克。這是成年男性一天所須蛋白質的約一成左右。它等於雞蛋一個多

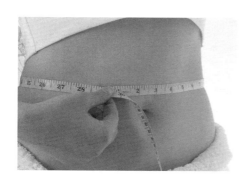

一點，或一塊豆腐（傳統豆腐一〇〇克多一點），或牛奶一瓶（二〇〇公撮）所含的蛋白質量。米含有相當量的蛋白質，但我們通常都不會考慮到這點，輕易地將它當作節食的對象。換句話說，現在正在節食的人，就很容

易出現蛋白質不足的現象。

　　在米飯方面，每天就會減少這麼多的蛋白質攝取量，如果再減少其他菜餚的食用量，那麼在最壞的情況下，會缺少我們所須的二成以上蛋白質攝取量。如此一來，皮膚下的脂肪不會減少，但筋肉卻會很消瘦。

蛋白質攝取不足的可能傷害

　　蛋白質對身體是很重要的營養成分。身體對細菌的抵抗性與蛋白質有密切的關係。如果缺少蛋白質，身體對細菌性疾病，例如，肺炎、齒槽膿漏等會變得很脆弱。

　　有時常常會見到有人，明明最近還精神飽滿，但不過幾天時間就因為患了肺炎而死亡的病例，而這些大都被懷疑是因為蛋白質不足引起的後果。

　　不只是節食，年紀大且獨居的老人，往往因為生活無依靠，所以會失去對膳食的興趣，也有人常省去一餐不吃，這就很容易引起蛋白質不足。有人會覺得早餐不吃也沒有什麼關係。其實在這種情形下，雖然其他營養成分能夠加以補充，但蛋白質卻不容易補充。更者，如早餐不吃，午餐也隨便吃，更是致命傷。蛋白質與熱量不同，年紀大的人其需要量幾乎與年輕人差不多。

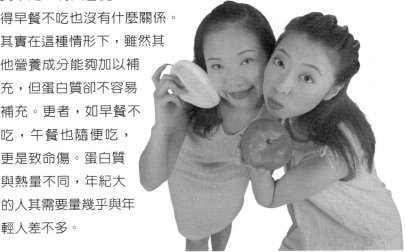

蛋白質的攝取不足，可由指甲長得慢來判別。如果在節食時，指甲成長速度減慢，就要即時補充蛋白質了。

　　油脂也會隨著節食而減少攝取量。油脂不足會使維生素A的吸收變得差一點。這樣眼睛就會看不清楚，或皮膚會變得乾皺失去光滑。等到發生這種情況，就來不及補救了，因此節食時，還是要攝取相當量的植物油才好。

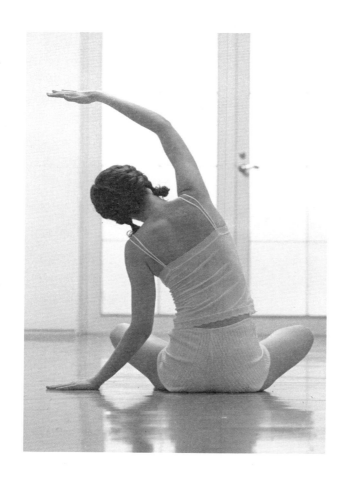

18. 糙米和副食同樣重要

我們常會聽到類似『糙米是完全食品，只吃糙米，不吃其他食品也可以活下去』的言論，此種極端的糙米主義者觀念是錯誤的。因為只吃糙米，其實並不能維持真正的健康。

營養多采多姿

如果與白米比較，糙米確實含有多量對身體有益的礦物質、維生素、米糠油等成分，它可以說是對身體新陳代謝所需要的維生素 B_1、B_2，菸鹼酸等的寶庫。又含有豐富、可防止血管硬化的亞麻油酸（linoleic acid）與維生素E，也有對貧血有效的豐富鐵分。而其中的大量纖維，更可幫助腸的蠕動，防止便秘很有效用。

這樣說來，糙米的營養真是多采多姿，不過這並不表示吃糙米就好，或不需要動物性食品。因為糙米並不是完全食品。

蛋奶肉不可少

雖說米的蛋白質很優秀，但是只吃它是不夠的。因為必須胺基酸在人體不能自行合成，尤其在牛奶或蛋中含量較多的色胺酸（tryptophan），這在必須胺基酸也很難攝取到的成分，會更不足。其他諸如糙米中的離

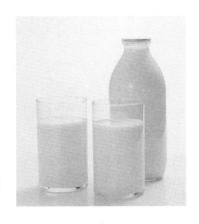

胺酸（lysine）也少，羥丁胺酸（threonine）也需要從動物性蛋白質補充。

又，糙米完全不含維生素C。為了攝取這種營養成分，我們必須吃足夠量的蔬菜與水果。

其他要靠其他食品來攝取的成分，還有糙米米糠中所含的植物性脂肪，但不含有膽固醇。很多只吃糙米的人常患有貧血，原因就是膽固醇的不足。

換句話說，糙米飯必須連副食一起食用。要吃相當量的蛋與牛奶，魚或肉也要吃些，同時需要有充足的蔬菜。重要的是不要迷信，以為只要有糙米，一切就可以獲得解決的想法。如果不均衡攝取糙米飯和其他食品，就會失去吃糙米飯的意義了。

有效預防便秘

雖然很少聽到有人不適合吃糙米的，但消化吸收較差的人，如果偏食糙米飯，即會有消化器官不適的問題。尤其是如果消化不良狀態持續的話，還會影響到全身的健康狀態呢！

由於糙米飯稍微硬一點，所以必須充分咀嚼再吞下去。因此牙齒不好的人要避免吃它。又年齡較大，食量少的人可能會無法攝取充足的營養分，最好也要避免吃糙米飯為宜。

糙米對於過敏性體質，或常會便秘的人，是很好的食品。尤其是患有過敏症的人，由於糙米的米糠中含有維生素E，因此可減少過敏的發作。又，被頑固便秘所

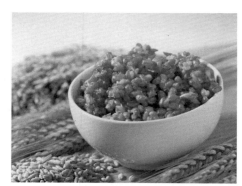

苦的人，因為糙米裡含有大量不消化物，同時米糠會吸收大量水分，因此可使糞便很順利地排泄出來。

　　對於是否該食用糙米，有正反兩派看法。持反對的學者認為，現在我們的副食很講究了，糙米所含的營養分，可由副食來攝取，大可不必吃難煮且難吃的糙米。而且糙米的米糠部分也容易積存農藥或重金屬等，對人體有害的成分。

　　關於提倡吃糙米，台北醫學院前院長董大成教授是最熱心的一位。他提倡糙米加黃豆，糙米營養成分不足的地方，由黃豆來補充，是一種很好的配合。

　　至於糙米飯很難煮爛的問題，則可以延長浸米時間，以及使用壓力鍋等方法來解決。

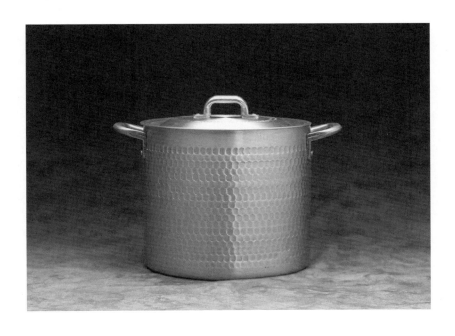

19. 消除緊張情緒的食療法

在這個生活緊張、嚴重精神壓迫（stress）的時代，我們很容易患神經性的疾病、胃潰瘍等。胃潰瘍是連續過著緊張，而情緒無法放鬆時容易發生的疾病。因此首要就是將情緒放鬆，不過這對於已患有疾病者，還是不夠，這時膳食療法是必須的。

胃潰瘍最重要的是要中和多餘胃酸，另外的問題是注意膳食，不要讓多餘的胃酸分泌出來。

牛奶可吸收多餘的胃酸

要節制多餘的胃酸，就要攝取容易吸收胃酸的食品，而牛奶即是最適當的。

牛奶在胃中會與胃酸結合，形成包裹胃酸的狀態，所以多餘的胃酸就不會與胃發生浸蝕作用。因此要盡量多喝牛奶，尤其是在空肚子

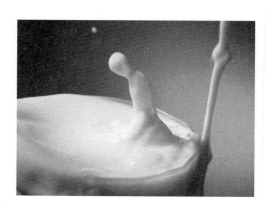

要吃少量點心時，一定要跟牛奶一起攝取。這是因為雖然只是吃少量點心，還是會分泌多量的胃酸。

牛奶的攝取，可以直接飲用，但是加在菜湯，飲料，或以洋菜固定等加以變化，都是很好的食用方法。不過，最具效果的

還是直接飲用，對吸收胃酸也最有效。

如果擔心喝全脂奶會攝取太多脂肪的話，也可以改喝低脂奶或脫脂奶。

注意飲食防止胃液分泌

其次是不讓多餘的胃酸分泌出來，注意不攝取會刺激胃酸分泌的食品，更不要攝取含有鹹味的水分多的食品，以及含有檸檬酸系的有機酸食品。

含鹽且水分多的就是菜湯等食品。如味噌湯、肉湯、燉菜湯等就是。這些湯類不但會刺激胃，而且會稀釋胃液，相對地當然會分泌更多的胃液。檸檬酸系，如柑桔或其果汁等，也會刺激胃液的分泌，增加胃液量。

除了上述的注意事項以外，最重要的是不要攝取糖分。其他像酒精飲料，含有咖啡因會使交感神經興奮的咖啡，還有香煙等都不宜。如促使交感神經，會迅速分泌胃液，胃酸也會增加。尤其是在空肚子時喝咖啡，更會引起對胃潰瘍。其他像綠茶、紅茶、烏龍茶等也都有同樣的結果。

含有碳酸氣的清涼飲料，啤酒等也不好。因為碳酸氣會刺激胃，促使胃液的分泌增加。

其他像吃飯時也要注意，盡量慢慢咀嚼。因為吃的匆匆忙忙，不但會給胃部增加負擔，還要吃味道濃厚的食品才能滿足，這樣很不利於身體。如果慢慢食

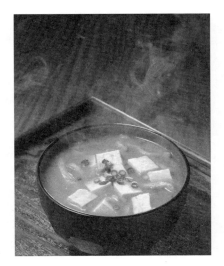

用，即使較淡味的菜餚也可以滿足，而且放鬆的情緒，使神經緩和，也較有利。

　　找羅曼蒂克氣氛的場地，享受美味的料理，少量食用也是好辦法，這可讓你從急急忙忙充滿壓迫感的緊張生活裡暫時被解放出來。

　　前述喝茶的問題，很多喜歡老人茶的人都要飲用高級的濃茶。其實，愈昂貴高級的茶，其咖啡因的含量愈高，而且濃茶的咖啡因含量會相對提高。因此從健康的觀點看來，這樣的飲法並不適宜，尤其是空肚子大量飲用濃茶，對胃更容易造成傷害。

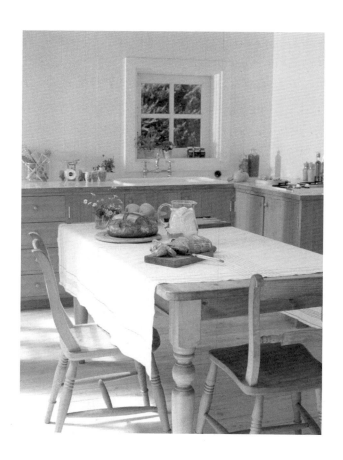

20. 胃酸過多應避免空肚子

　　患有胃酸過多症的人，常會有因不同食物而引起胃部不適的現象。然而胃酸少的人也常有與胃酸過多相同的症狀，所以千萬不要自己逕行判斷，亂服胃酸過多的藥物。

　　對於胃酸過多的人，最重要的是注意膳食。尤其重要的是，不要刺激胃部以促使分泌出更多的胃酸，同時盡量避免空肚子。

避免芋頭、甘藷等纖維多的食物

　　如不想給胃部刺激，首先就要特別避免纖維多的食物。例如，根菜類的牛蒡、薯類的甘藷、芋頭為其代表，再者像竹筍等也是要避免的食物。正常的人吃了甘藷以後，常會有胸部發燒的感覺，這是它含有多量糖分與纖維的關係。

　　雖然也是根菜類，胡蘿蔔可以說是黃綠色蔬菜的代表，含有大量果膠質，硬韌的纖維也不多，所以毋須避開反而要多多食用。這時候，要將它煮爛來食用較為適宜。檸檬酸飲料系統，則因含有多量糖分或鹽分，加入碳酸氣的飲料等也要少喝為宜。注意事項與胃潰瘍時相同。

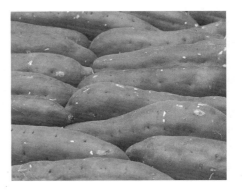

咖啡加糖，雙重刺激胃液分泌

　　除了膳食之外，有些飲料也要特別注意，與胃潰瘍相同，要特別注意含有咖啡因的飲料。尤其是咖啡加砂糖飲用，會有很大的傷害。咖啡因不但刺激交感神經，同時有增加胃液分泌的作用，若再加上也會促進胃液分泌的砂糖，則是雙重的不利。

含蛋白質食物會吸收胃液

　　另一方面，為了保護胃壁，不讓胃酸直接傷害胃黏膜，食用 X 分（抽取分）少，含有柔軟蛋白質的食物就有效。例如雞蛋、牛奶、白色魚肉、豆腐等就是這一類食物。這些食物含有蛋白質，胃液會先跟蛋白質發生作用，因此具有不容易影響到胃黏膜的優點。含蛋白質的食品，具有吸收胃液的能力，且由於可吸收蛋白質本身的關係，所以可防止酸度過多的問題。關於牛奶前文已介紹過，但蛋則以半熟者較有效果。

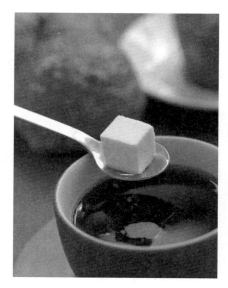

　　對於空肚子也要特別注意。肚子空了就不好的理由是，在肚子餓時，只要稍微刺激，胃液就會分泌出來，直接作用於胃壁。如少量胃液並不會怎樣，但胃酸過多症的人胃液多，所以被認為會傷及胃壁，引起胃部的障礙。因此要盡量避免空肚子。換句話說，患有胃酸過多症的人就需要吃點心。

唾液有緩和胃酸的作用

　　雖說需要吃點心，但如前面所說，甜的東西吃太多，也不太適宜，更有變胖的後遺症。這時可優先考慮喝牛奶。不過鮮奶（全脂奶）含有三·五％以上的脂肪，不適宜攝取脂肪的人，可改喝脫脂奶或低脂奶。牛奶不但可吸收胃酸，也可防止由空肚子所引起的副作用。

　　在膳食方面，將菜餚做得清淡一點，以減少鹽分的攝取量；吃飯時，慢慢地咀嚼，讓唾液與食物充分混合，如此便可減少胃酸的酸度，因為唾液具有很強的緩衝作用，可緩和酸的作用。

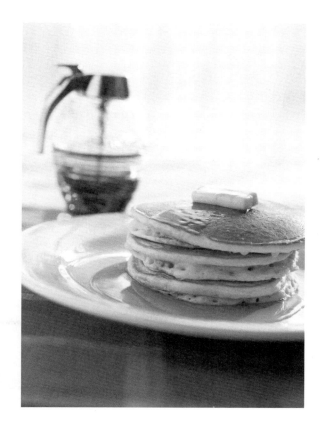

21. 克服痛風的秘訣

尿酸過高引起的富貴病

患痛風的人有愈來愈多的趨勢。稱做『痛風』的這種病自古就有，也被稱為『富貴病』，究其根源就是尿酸過多而引起的毛病。一般人都只關心腳等的關節會痛，其實將尿酸值高的狀態置之不理，不久就會引起心臟或腎臟的疾病，甚至威脅到生命。

因此需要降低尿酸的治療。這當然需要服用藥物，但最基本的是有關膳食的問題。尤其是要避免攝取太多含有所謂嘌呤體的物質，全方面地控制膳食。

血中的尿酸值最好能控制在約七（十公撮中毫克）以下為理想，如果達到十，就會引起痛風的現象。嘌呤體會成為問題是因為其最終生產物就是尿酸，而且這會在身體組織中變為積蓄狀態的緣故。

含嘌呤高的食物有那些？

以所有的食物來說，嘌呤體多的有動物性食品。在肉類中，牛肉尤其含有大量嘌呤體，豬、羊、雞、鯨魚肉等只含有牛肉的一半。但如果與雞蛋、牛奶、黃豆製品等比較，肉類的含量還是偏高，所以做為蛋白質源，還是

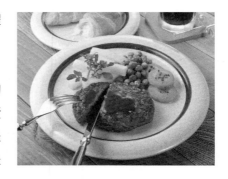

盡量以黃豆製品、牛奶、蛋等為主比較好。

在水產品方面，以鯛、鯖、鯵魚等背部呈藍色者較多，其他如牡蠣、魷魚、海膽等也相當多。不過若製成魚漿製品就相當少了。而淡味的白色魚肉類，其嘌呤體含量有較低的趨勢。因此，魚類也要推薦以淡味的白色肉為主較好。

特別要避免食用的是以肝臟為首的內臟類。肝臟的嘌呤體含量較肉類中含量較多的牛肉還要高一倍。

不過在這裡需要特別注意的是，別為了要避開嘌呤體多而少吃肉，以致發生蛋白質不足的問題。這在健康上也會成為問題，尤其是對於容易引起腦溢血狀態尿酸值高的人來說非常地危險。換句話說，蛋白質攝取量少，會容易引起腦溢血或腦梗塞等毛病。

蔬菜類中，菇類的嘌呤體含量較高。在穀類方面，小麥的含量多，而米卻沒有，因此要盡量以米為主食。由於米的蛋白質品質很好，對患有痛風的人被限制蛋白質含量高的食品來說，米是很好的蛋白質補給源。

各種酒精飲料中，啤酒的嘌呤體含量較多。尤其是大家都有豪飲啤酒的習慣，飲用量多時，進入體內的嘌呤體也會隨著增加，而且酒精對於患有痛風者也不利，還是盡量少喝為宜。

其它要注意的是，化學調味料中的核苷酸系調味料。像是高湯或柴魚的抽出液等都含有多量嘌呤體，也要小心。

黃豆及其製品也對痛風不利，因此除了蛋以外，含蛋白質食品都不能吃了，如果連黃豆類都不能吃，素食者就更容易營養不均衡了。

總之，痛風患者要特別留意美味中嘌呤體多的問題，盡量少吃嘌呤體就是克服痛風的秘訣了。

22. 鈣重要哦！

大家都知道成長期的小孩需要鈣，但需要鈣的並不限於成長期，鈣對於中年以後的成人也同樣不容被忽視。

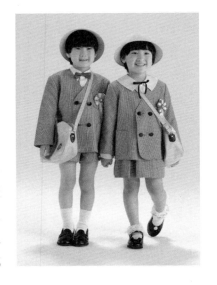

鈣在人體中的功用

隨著年齡的增加，身體機能已沒有年輕時那麼敏銳了。因此身體內的鈣利用會變差，骨頭也變得很脆弱。這是因為鈣會從骨頭移到血液的關係，而骨頭一旦變脆弱，就很容易引起骨折。

在血液中通常會含有一定量的鈣。這鈣對各種酵素作用有輔助功能，所以甚為重要。因此，為了不讓血液中的鈣不足，要不斷地補給，在它過剩的時候，也要將其貯藏起來，而這貯藏庫就是骨頭了。

如果血液中的鈣不足，就會取自骨頭，所以除非極端的情形發生，通常不會有鈣不足的現象。不過如果骨頭不斷地補給鈣給血液，那麼骨頭本身的鈣就會愈來愈少。如上述，血液中的鈣少時，鈣會從骨頭源源不斷地移到血液中，即使偶爾多攝取一點鈣，鈣也不會回到骨頭中，反而呈血液中鈣過多的現象。這是因為身體機能老化的緣故。這時過量的鈣就會沈著於血管壁，促進動脈硬化。因此人到中

年，一定要盡量每天攝取鈣分才行。

如何從飲食中攝取鈣質

　　談起鈣，很多人就會聯想到牛奶，不過小魚乾也是很好的鈣源。將小魚乾直接食用，或將其粉碎後撒在米飯或菜餚上食用，或浸在醋中再食用，都很好吃。其他像是將它炒脆，連花生一起食用也是常見的食用法。

　　魚類如能連骨頭食用就是很好的鈣來源。較小型的魚類可將它油炸，因為酥脆，所以可連骨頭吃下去。如油炸鯽魚後，再放進燉鍋中，加入蔥、醋等燉煮，就可使骨頭變酥。

　　利用壓力鍋來烹飪也是另一種好方法，魚肉罐頭的魚骨頭會變得酥脆就是這個道理。

　　海藻沙拉也很好。將新鮮裙帶菜，以及各種海藻類澆上芝麻醬來食用。海藻加文蛤的菜湯，可以添加薑片、青蔥等就可使味道更佳。

　　在蒸蛋中加入裙帶菜，或將裙帶菜稍微烘烤一下，再將其揉碎撒在熱米飯上食用。

　　有些成人不習慣飲用牛奶，那也可以在做蒸蛋時，以牛奶代水稀釋蛋來蒸熟食用，同樣地能使用雞蛋與牛奶做成牛奶豆腐食用。

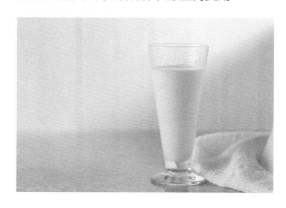

也有人提倡食用蛋殼。當然蛋殼要先將它洗乾淨，再以鍋炒一下，然後打碎以糯米紙包起來，或裝於膠囊吞下去。

　　幾年前日本有人發明一種特製的研磨機，可將雞骨頭磨細。因為可以磨得很細，所以能添加於漢堡等食品來食用。據說，經過磨細的骨頭並沒有異味，而且吃不出來呢！

　　有人主張要多喝礦泉水，但也有人提出如此即會增腎臟的負擔，並引起結石的問題。

　　在台灣，碾白米的時候都要添加滑石粉，其目的是要使碾米較容易進行，又可使白米更白，也能增加米的重量。各位讀者或許不知道，在台灣這也是我們一種不可忽略的鈣來源呢！

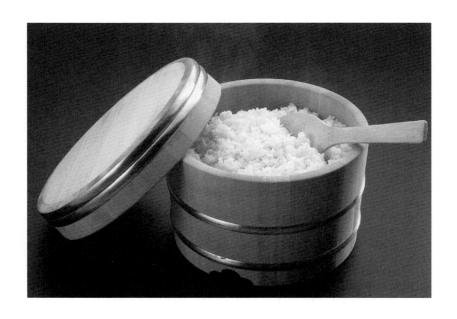

23. 甜食當前，三思而食

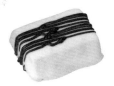

糖在體內會轉成中性脂肪

據說，持續攝取多量砂糖，不久後就會患心肌梗塞。最近這好像已變成常識了。原因是，砂糖在身體內會變成中性脂肪的緣故，這與攝取多量動物性脂肪的情況類似。

有些人較喜歡甜食，尤其嗜好砂糖。好像不吃甜食，就會有無法穩定情緒之類的情況。這種人大多長得很胖，當然也有不怎麼胖的人。不管外觀如何，這些人的血管中，有很多中性脂肪是不爭的事實。也就是說，並不是不胖就可以放心。

在糖分中，會轉變成中性脂肪的主要原料是果糖。砂糖是由一分子果糖與一分子葡萄糖連結起來的，但進入人體內後，由胃酸（酵素）作用，很簡單地分解為果糖與葡萄糖，然後以這狀態（單糖）進入血

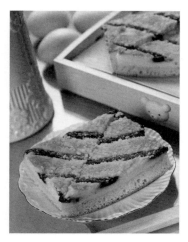

液中，不過其中的果糖會轉變為中性脂肪，不但是成為肥胖的原因，也會沉著於血管壁。

中性脂肪易使動脈硬化、血栓

血液中的中性脂肪愈多，愈容易引起動脈硬化，也容易在心臟的冠狀動脈形成血栓，因此砂糖與心肌梗塞

就這樣扯上了關係。

　　那麼我們究竟自日常的食品中攝取了多少砂糖呢？首先，最容易忽略的是清涼飲料。這些飲料多半是由糖水加調味料與香料所成，因此飲用後，就有爽快感，尤其是加有碳酸氣且冰涼的飲料，更是受到大家的喜愛。不過多喝就會多攝取砂糖。大概喝了一瓶普通大小的清涼飲料，就會攝取二十至三十克糖分。

　　除了清涼飲料以外，添加於一杯咖啡或紅茶的砂糖約八至十克，一人份的甜點則含有二十至三十克砂糖。一般都在正餐以外，再食用點心，所以點心積存過剩的熱量，這才是問題所在。

一天所攝取的砂糖不要超過五十克

　　那麼我們一天所攝取的砂糖量以不超過多少才好呢？

　　一般以不超過五十克為宜。這是包括蜂蜜、水果的糖分，以及菜餚的調味料糖分等。如果一天攝取五十克以上的砂糖，則血液中的中性脂肪會急劇增加。因為脂肪為貯藏物質，一旦轉成脂肪後，就很不容易恢復到原來的成分，而被消耗掉。所以，長胖就不容易消瘦下來的原因也在此了。

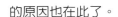

　　如此說來怎放心地吃甜食呢？吃點心時，應盡量少吃甜的食品；飲料方面，紅茶或咖啡也盡量不加砂糖，改喝黑咖啡（不加糖及奶油的咖啡）比較好；清涼飲料最好也要敬而遠之。當然，使用人工甜味料就不含熱量，或熱量很低，不過這卻仍下策。

24. 愛喝酒的人應多攝取維生素B₁與蛋白質

有人一喝酒就有精神，一不喝就什麼事都不能做，或只喜歡喝酒，而不好好吃一頓飯。當然不是所有人都會這樣，但這些經常要依賴酒精的人，卻會發生各種問題。

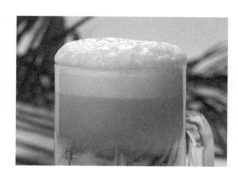

喝酒最怕毫無節制

飲用酒精飲料後，大部分的人都會感覺精神很爽快。血中濃度達到○‧一％，即一百克的血液中進入了○‧一克的酒精後，即會呈微醉狀態。此時，意志力薄弱的人，在生活上有什麼不如意事，就會想用酒精來欺騙自己的悲憤情緒。

在這裡筆者要特別強調的是，酒精飲料並不完全一無是處。因為它會消除神經的疲勞，降低血壓，穩定情緒；又能增加食欲，促進母乳的分泌等（喝啤酒會促使母乳分泌更多即是一例），這都是喝了酒心情變得舒暢的緣故。換句話說，問題並不在於酒精，而是要看怎樣飲用。其中的關鍵就在於只飲用，而沒有好好地攝取膳食。

如果只喝酒，而沒有吃飯，會像滾雪球似的變成酒鬼，愈喝愈多，最後導致肝硬化，變成依賴酒精（酒精中毒）。

不吃菜，也直接跟體力的降低有關。尤其是沒有攝取充足的蛋白質，已被公認為會變成非常自我（自私），排他性強的人。如果只喝酒而不吃菜餚的生活維持下去，在不酒醉時，也常會因為經常的體力不足與自我心理狀態關係，而產生自卑感，感覺每天的生活毫無樂趣。為了去除這不愉快，又跑去喝酒，如此惡性循環的生活，會使人的意志力變得非常薄弱。到最後，意志薄弱也會導致嗜酒，而引起慢性酒精中毒。

多攝取維生素B₁與蛋白質

　　只喝酒精飲料，而不好好吃飯的人，常常會因為維生素 B₁ 不足而引起情緒的不穩定。由於酒精在體內分解時，需要消耗大量的維生素 B₁，這時只要攝取充足的維生素 B₁ 與蛋白質，就不會有問題。如果沒有攝取充足的蛋白質，則維生素 B₁ 不能發生功用，即使吃維生素 B

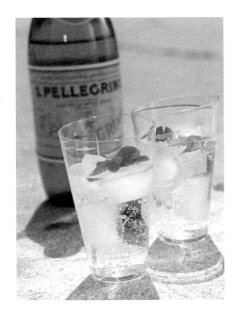

₁錠劑也沒有什麼用。維生素 B₁ 的作用不好，身體就會有疲勞感，會疲憊不堪，對所有事都看不爽。

　　因此，喝酒時要同時吃各種菜餚，尤其是以蛋白質或維生素類多者為宜。酒精飲料中的酒精即為熱量源，所以不宜再攝取澱粉質的食物，例如米飯、麵類等，就會變成攝取過量的熱量。

　　對肝臟來說，如果攝取充足的蛋白質就會有保護作用，

酒精的吸收也會緩慢進行，如此即可防止吸收的酒精在血液中急劇升高。

酒要怎麼喝？

日常生活的不如意，也許與平常的膳食不完整也有關。據說，平常就喜歡吃各種食品，對吃有興趣的人，比較不會成為醉漢。

不過依筆者的意見，醉漢之所以為醉漢的原因，可能是空腹喝酒的關係，即沒有吃配酒菜而光喝酒。這一點，國人就蠻懂得如何喝酒。國人很少空腹喝酒，一般酒席也都有豐富的菜餚供應，而且很多人還會一面划酒拳，一面喝酒，也可以緩和喝酒的速度。

在此要奉勸酒癮君子，應該要多吃菜，少喝酒，忌喝快酒。有人說宿醉第二天再喝酒來解酒，這是似是而非的方法，不過是借酒精來麻痺自己而己，不值得鼓勵的方法。

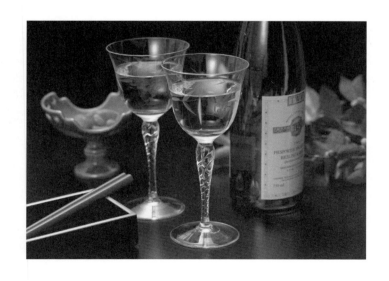

25. 癮君子應多攝取維生素 C

抽煙者體內維生素 C 不足

　　大家都知道抽煙的人容易罹患肺癌，但是會讓大家嚇一跳的是抽煙的人，血中的維生素 C 含量也非常少。日本佐賀大學農學院的村田晃教授就發現，抽煙者的母乳、尿、白血球中的維生素 C 很少。

　　換句話說，抽煙者的血液中，維生素 C 大約只有非抽煙者的一半而已。更者，不要以為只抽幾支，就沒關係。抽煙者不管抽了多少煙，其血液中的維生素 C 都會比非抽煙者低。

　　對於尿中的維生素 C 來說，抽煙者也較非抽煙者，其維生素量為低。這表示，對抽煙者來說，其維生素 C 不知在什麼地方消失掉了。

　　非但如此，據調查，抽煙者的肝機能檢查結果，不正常的也很多。或許是因為抽煙者中也有很多嗜酒者也說不定，而依據統計，不能否認肝機能不好與抽煙無關。

　　為什麼維生素會減少呢？調查抽煙者與非抽煙者體內維生素 C 的結果發現，抽煙者的維生素 C 代謝速度為非抽煙者的一‧四倍。甚至在腸管的維生素 C 吸收率方面，抽煙者也較低。非抽煙者可吸收他所攝取維生素 C 的八十至九十％，然而，抽煙者卻只有六十三至八十九％而已。

維生素 C 不足時

　　如此說來，抽煙者就算抽的不多，其體內維生素 C 少卻是不爭的

事實。再加上吸收率不佳，所以如果不特別注意攝取維生素Ｃ，就會發生因維生素Ｃ不足所衍生的各種問題。例如，維生素Ｃ就可做為鐵分吸收的促進物質，有利於鐵分的吸收。如果體內的維生素Ｃ少，也會連帶影響所吸收鐵分的利用。

　　鐵是製造血紅素不可或缺的成分，所以鐵分不足時會演變成貧血。抽煙時會吸收一氧化碳而這與血紅素結合後，體內的氧氣輸送就會不順暢。一氧化碳的害處不可忽視，換句話說，其害處不限於維生素Ｃ而已。

　　那麼抽煙者究竟要比非抽煙者需要多多少維生素Ｃ呢？這個需要量被認為大約兩倍以上。換言之，一天至少需要一○○毫克以上的維生素Ｃ。

食物中的維生素Ｃ來源

　　維生素Ｃ多的水果有草莓、木瓜、芒果、荔枝、龍眼、奇異果、芭樂、柑桔類、檸檬等。但要注意的是，水果帶有酸味的不一定就是含有大量維生素Ｃ。而攝取量也很重要，像檸檬等雖然維生素Ｃ含量多，但一次能攝取的量並不多。相反地，如西瓜，雖然維生素Ｃ含量不高，但一次可吃一大片，其維生素Ｃ供應量就不可小看了。

　　另外，像菠菜等的濃綠色蔬菜榨汁飲用也是一種辦法。當然將綠色蔬菜用滾水燙一下，或以快火炒一下，也可保留大部分維生素Ｃ。

不管如何，要多攝取維生素Ｃ，不過像萵苣等蔬菜並無法補充多量的維生素Ｃ，因為萵苣的維生素Ｃ含量少，體積大，實際的攝取量不會多。

薯類如甘藷、馬鈴薯等也含有多量維生素Ｃ。另外，值得一提的是，薯類被煮熟或烤熟後，仍然含有相當量的維生素Ｃ，所以是很好的維生素Ｃ供給源。

另人意想不到，維生素Ｃ含量多的食物是海苔。從前的海苔，其維生素Ｃ含量並不多，原因是經過長時間乾燥的緣故。換句話說，在曬乾海苔時，維生素Ｃ已遭到破壞。

不過最近的海苔卻含有相當量的維生素Ｃ。對乾燥海苔來說，一○○克中含有一○○毫克，對烤海苔來說，也含有九十五毫克的維生素Ｃ。

海苔很輕，所以吃一大張也不過是約五克，然而還是比不吃要好。海苔還含有大量維生素Ａ來源的胡蘿蔔素。這對抽煙者也很有幫助。

然而關於從平常膳食所攝取的維生素Ｃ，如果由新鮮原料來計算，好像可以攝取相當的量。不過實際上進入嘴巴中的究竟有多少，卻頗值得懷疑。再加上，喜歡抽煙的人，大都有不喜歡吃蔬菜的習慣，因此也可認定維生素Ｃ，被保留在體內的量更是有限。

據稱吸收多量汽車廢氣的人，在體內的維生素Ｃ量也相當少。因此，在都市開車的人，也可以認為需要多量的維生素Ｃ。如果這個人再加上是抽煙者，那麼就更需要補充維生素Ｃ了。抽菸者易患肺癌，已經由統計分析被證實，但很多中國女性不抽菸也患了肺癌，有人認為這是中國菜多為炒菜，婦女在作菜時吸入過多油煙所引起的。

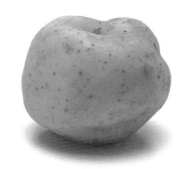

26. 什麼是美容食品？

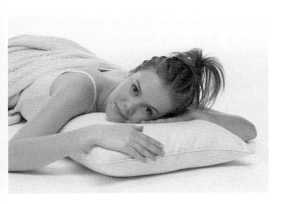

對美容有益的食品究竟是什麼？

實際上並沒有這種食品，也沒有使人漂亮的食品。然而膳食的確與美容有著密切的關係，而體內新陳代謝愈旺盛，肌膚就會愈漂亮，也可以說均衡的膳食會使人更漂亮。

從指甲看皮膚的汰舊換新

漂亮的肌膚是什麼？說得簡單一點，就是不斷讓新鮮皮膚在表面呈顯出來。為達到這個目的，就要讓皮膚不斷地汰舊換新。

構成皮膚的材料是蛋白質，新陳代謝愈好皮膚的換新也愈佳。因此，患貧血的人，他的皮膚情況會很惡劣。當然這就不限於美容的問題了。

膚質好就像以嶄新包裝紙包裹了物品的狀態。在漂亮的包裝紙上，要寫字很容易寫得漂亮；在膚質好的臉上化妝，也容易上妝而且會顯得更漂亮。相反地皮膚的汰舊換新不好，就好像以亂綢綢的包裝紙包裹物品，寫字上去當然不會好看；對皮膚來說，當然就是不容易上妝了。

那麼皮膚的汰舊換新好不好，要怎樣判斷呢？

這就要看指甲了。如果指甲不斷地生長下去，非要五天就剪一次不可的狀態，就表示健康狀態優良；若是兩星期才要剪一次的生長狀態，就表示他的皮膚一定小皺紋很多，而且不光亮。最近非常流行攝取膠原蛋白也就是補充皮膚汰舊換新的原理。

均衡膳食使人漂亮

至於吃什麼才好呢？只能以『均衡的膳食』一句來回答。

只有保持均衡的營養，皮膚的狀態才會好。均衡膳食是表示，要平衡攝取綠、黃、紅的食品。這就是所謂『三色食品群』的方法。將這三種顏色所代表的食品，盡量多種攝取，就可達到營養的均衡，對美容就會很有幫助。

談起均衡（balance），並不單指食品的種類。從早餐開始到午餐、晚餐都要均衡。一次吃多量會變成肥胖，關於這一點將在下文述說，但是不只是會肥胖，盡量在各餐都謀求均衡，對於健康上或美容上都有利無弊。

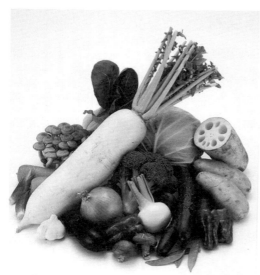

尤其省去一餐不吃，在美容上最為不利。加上如果是在空肚子時飲用過量咖啡，促使交感神興奮，這樣會同時使皮膚變成粗糙。咖啡在餐後飲用還可以，然而在美容的觀點上，最好不要省掉一餐不吃，又飲用咖啡。

多活動促進新陳代謝

身體內的新陳代謝，只靠飲食並不能使其旺盛。應該要盡量活動筋骨，即使只有走動也可以。由於活動身體，新陳代謝會變得旺盛，這會促進皮膚增加彈性，改善血液循環，更進一步促使皮膚柔嫩。活動身體就是要多多使用體內的各種組織，這會伴隨著刺激身體，多吸收從新攝取食品中的營養成分，做成新鮮的身體組織。換句話說，這對美容也有益了。

在水槽內裝水，如果是每天只少量地換水時，雖然其總量並不會改變，但因為交換的水量少，所以不久就會長出藻類，而裡面的水也會發臭。相反地，大量加水於換水的水槽，當然比較不會發生槽內水發臭的問題。身體也與上述原理相同。如果有效地加以靈活利用，則汰舊換新的狀態會旺盛，這對美容就有利了。

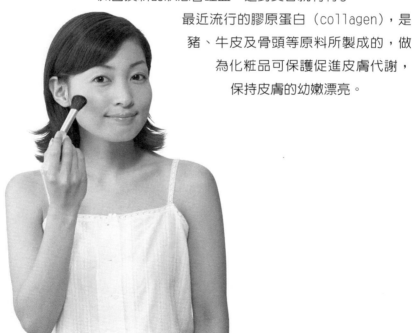

最近流行的膠原蛋白（collagen），是豬、牛皮及骨頭等原料所製成的，做為化粧品可保護促進皮膚代謝，保持皮膚的幼嫩漂亮。

27. 如何吃的更健康？

對於基本的膳食，要注意哪些地方，才能吃得更健康呢？最重要的是不偏食而且能夠廣泛地盡量攝取各種食品，因為沒有一種食品完全含有所有的必須營養成分。

你每天吃幾種食品？

有人就健康狀況與攝取食品的種類進行實際調查，其結果發現是，攝取食品種類愈多的人，他的健康情況也愈好。一天至少攝取三十種到三十五種以上不同食品的人，他們的健康幾乎都不成問題。這時候，食品種類的算法是重複者要算為一種，加工調理食品雖然是使用各種不同材料，但還是算為一種。然而食鹽、醬油等調味料，或香辛料則不能算在裡面。

例如，早餐吃萵苣，晚餐再吃萵苣，雖然同一天兩次，但還是只算為一種食品。此外，像餃子等加工食品，也要算為一種食品，如果是自己動手做餃子，使用各種不同材料時，這些材料就可以算為不同食品。調味料方面，砂糖、醋、味噌、番茄醬、芝麻醬等也都可以計算。

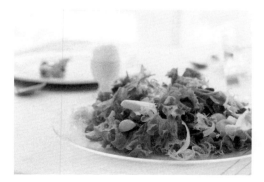

如此說來，究竟自己一天吃多少種食品，將它算一算就可以明瞭你的膳食是否很完善了。不

過話雖如此，也難免有偏差。因此，需要吃三十五種食品，同時要在每天所吃的膳食中，納入牛奶或其加工品以及雞蛋一個，而且還要留意每天有沒有吃綠黃色蔬菜，即菠菜或萵苣等深綠色葉菜類，或胡蘿蔔、南瓜等橘黃色蔬菜，每天至少要在一○○克以上。

簡單的食品分類法

此外，也有將各種食品分類，並將各類食品廣泛食用的方法。這種分類法有好幾種，但最簡單的是分成三種顏色的方法。

這三種顏色與交通信號燈相同，即紅、黃、綠。

綠的食品主要供給維生素或礦物質，屬於這一類的是蔬菜、水果、海藻、菇類等。黃是供給熱量的食品群，穀類、薯類、油脂、砂糖類屬之。紅則是補給蛋白質的食品群，肉類、魚類、蛋類、牛奶、黃豆或其製品等都屬於這一類。

就像信號燈閃亮的時間不同，要確實地攝取綠與紅的食品群，而黃的可以稍微少量吃，如此就可以達到起碼的營養均衡。早餐如果只吃麵包塗奶油（乳酪）以及咖啡，就表示只攝取到黃色食品。如果再喝番茄汁就可以增加綠色食品，再吃蛋就可以增加紅色食品。雖然是忙碌的早晨，但是最低限度要考慮早餐的這些問題。午餐吃魯肉飯或牛肉麵，則只有紅與黃色，而且紅比黃少，那麼就無法達到均衡了。

營養成分與其他成分有密切的關聯，在身體內共同作用。因此，缺少某種成分時，其他成分就無法發揮功用。例如，貧血的人攝取大量的鐵，但缺少蛋白質時，就無法治癒貧血。不但如此，為了好好地製造紅血球，保持壽命，除了鐵、蛋白質以外，也需要維生素C、E、膽固醇等。

為了保持飲食生活的均衡，我們一定要經常注意紅、黃、綠燈的變化與配合。

28. 節食的界限

減肥，別忘了身體還在活動

　　節食與運動對減肥的重要性自不必多言，但這並不表示盲目的節食對減肥一定合適。如果因為想要在短期內變得苗條，而勉強身體，不但會引起身體的各種毛病，有時還有發生各種疾病的後遺症。雖然是在減肥中，但我們的身體還是要保持活動狀態，千萬不能忽略了這一點。因此，雖然有時候減肥對身體不至於引起什麼毛病，但也可能會變成對什麼都興趣缺缺，而全身無力。

　　那麼，一個減肥的人，其節食在量的方面，限制的界限究竟是多少？以一天的量來說，該定位在至少保持攝取一二○○大卡熱量的地方。為了減肥，只要降低攝取的熱量即可；但是，如果因而減少了其他必須營養成分，則對健康極為不利。因此所要降低的熱量，也要有一定的限度，不能降低至限量以下。

一二○○大卡是基礎代謝量所須

　　這一二○○大卡是所謂基礎代謝量的熱量。基礎代謝量

如其名詞所示，是為了維持生命，身體機能要正常作用所須的最低熱量。實際上，這表示從睡覺醒過來後一直躺著，不用腦筋，保持靜止不動，在二十四小時內身體所需要消耗熱量的狀態。對一般人來說，大概需要約一二○○大卡。

如果攝取量比這基本熱量更少的話，身體會怎麼樣呢？如果有激烈活動時，身體就會有生命的危險。我們的身體對這件事會由本能自動給予判斷，因此身體會傳送盡量不要動的指令到體內各部分。結果是讓人覺得懶惰倦怠，也不想動腦筋。

熱量攝取不足的後果

假如身體的代謝不能全面順利地進行，即身體各種機能都降低了，那麼目前並無異狀的身體反而會感覺渾身不對勁。

如果身體能夠把攝取不足的熱量，單單由體內的脂肪來燃燒補充，這是最好不過的了。但實際上，蛋白質也會被動員當作燃料利用，那我們就無法保留身體所須的足夠蛋白質，而這就成為身體發生故障的原因。

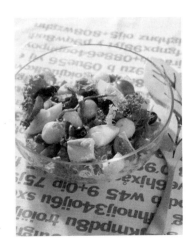

一個月減肥二公斤為目標

要減肥時，普通都以攝取比一二○○大卡稍多的一四○○大卡至一六○○大卡熱量為宜。因為我們不可能整天都靜靜地躺著，所以要攝取稍微多些，讓身體獲得活動所須的熱量。

你現在進行中的減肥是否適當，由你的體重即可窺見其一斑。最理想的做法是一個月減重約二至四公斤。

如果超過四公斤以上，就會對身體產生衝擊。最好是以一個月減兩公斤為目標，要有耐性地長期奮鬥。例如，要減肥十公斤以上，則要花五個月以上時間。

以三個月的時間適應新體重

更重要的是達到目標重量後，還要繼續保持三個月內都攝取這種熱量的膳食。這是要讓你的腦袋認同新體重為正常體重所須的時間。因為身體起初的記憶判斷，原來肥胖的狀態為正常者，因此稍有多餘熱量就會想恢復原來的體重，而會將多餘的熱量貯存起來。然而經過三個月後，頭腦中的記憶庫就會將這最新的情況認為是正常的體重，即使有時多攝取一點熱量，也很難再回到原來減肥前的體重了。

欲速則不達，減肥最重要的是持之以恆，千萬不要因為急著減肥，而減到生病或一再復胖。

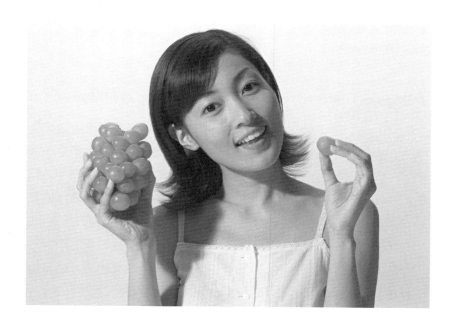

30. 為什麼會得厭食症？

異常的攝食行為

　　以年輕女性為主的，不接受食物的厭食症（專用名詞是神經性食慾不振症）有增無減。相反地，也有吃個不停的過食症異常症狀者。

　　異常的攝食行為，包括有像是吃橡膠、紙張、嗜食生米的異食症，以及衝動想吃泥土或土牆的食土症；不過一般民眾最關心的還是厭食症。

　　日本有位高中女生，考入高中後，開始過著寄宿生活，由於不習慣而慢慢陷入食慾不振。生理現象也停止了。現在只吃少量雞蛋或豆腐，而完全不吃普通的膳食了。

　　又，東京都內，對某女子高中的九一一個學生所做的調查結果，發現具有厭食症或接近厭食症症狀的學生，竟達十名。接受調查的學生當中，約半數回答『很注意膳食，而正節食中。』受調查的學生中，也有五分之一回答不吃早餐。

無意識的潛在抗拒

　　由此可見，除了顯出厭食症的症狀以外，還有很多年輕女性可稱為其預備軍，則抱有強烈的『苗條願望』。

　　為什麼會發生這種症狀呢？原因還不十分明白，但可能與精神的緊迫（stress），生理上的誘因，尤其是心理上的原因成分居多。很多例子是與父母的過度保護，或干涉過度膳食有關。不單純是為了苗

條，還可能有某種無意識的潛在抗拒。

厭食症被認為與母親的關係很深。有人說，因為不想成為跟母親一樣的大人，為了要拒絕母親的想法就以厭食症表現出來。然而關鍵就在於母親太過度地意識營養，而且將其反映在膳食上，並不是為了平衡營養的膳食，而是將認為富於營養素的食物，強迫兒女食用才是問題所在。

厭食症的判斷標準

厭食症的判斷標準是：

1. 比原來體重減輕二十％以上。

2. 無月經。

3. 苗條願望等。

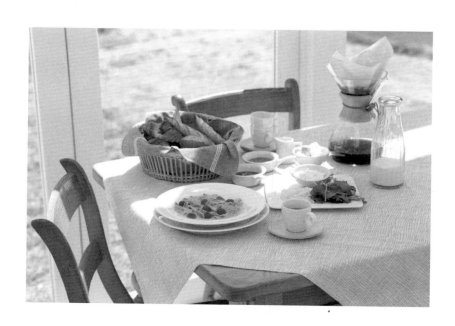

不過，等到周圍的人發現應該採取補救的方法時，大都為時已晚。厭食症者在心理上就認為食物通不過喉嚨，更可怕的是她會以減少體重為莫大的歡樂才更難應付。

　　其他也有很多報導，例如在日本浦和市的某一個中學生，因為厭食症衰弱致死。這位少女在進入國中時，體重是四十一公斤，但死亡時體重減為二十七公斤。最初不曉得是厭食症，但到了國中二年級暑假時，體重急劇減輕，很快送她住院治療，但最後還是回天乏術。

　　又在宇都宮市內的某女大學生，從接近五十公斤的體重，消瘦成為三十八公斤，最後因營養失調而死亡。當時她是二十一歲。

　　今天在台灣，新聞媒體只注意報導肥胖兒童，但是拚命想減肥（其實並不胖）的年輕女性的厭食症問題，也值得大家注意。過度的減肥不但影響健康，對於生長發育、抵抗疾病都有不良的影響，不得不慎重。

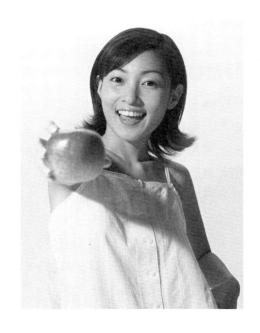

31. 蛋白質不足者愛吃甜食

嗜吃甜食和蛋白質不足有關

　　從味覺上的嗜好來說，我們常有愛吃甜食，或愛吃鹹食之分。但對於嗜甜食者，如果只要甜食就好，或毫無選擇的只喜愛甜食的人就要小心了。這時也許要注意是否患有貧血，而無精力，或帶有消耗性疾病的可能性。糖尿病就是其中一例。

　　這些嗜甜食者大都由於沒有攝取到充分蛋白質所形成的。因為蛋白質的攝取量與血液中糖分之間有密切關係。如果蛋白質的攝取量少，最初會發生的現象就是身體的發熱量會降低。換句話說，新陳代謝會緩慢下來。

身體發熱量測試

　　有人做過身體發熱量的測試實驗。兩組攝取成人所需要的一天七十克蛋白質者與只攝取三十五克蛋白質者，經過三星期後身體狀況的比較。兩組都讓其脫光衣服，停留在攝氏十五度的房間裡，然後測定他們開始發抖的時間。結果是，攝取正常蛋白質量者，要花六十分鐘才會開始發

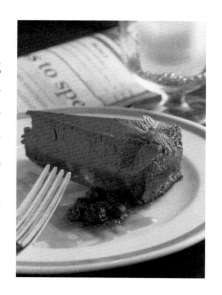

抖，但只攝取一半者，卻只
待了十五分鐘就開始發抖
了，從時間來說，兩者之差
縮短為四分之一。

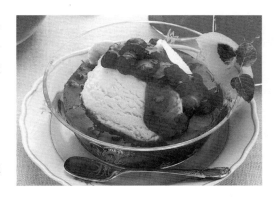

需求熱量是身體本能

發熱量的降低，當然與
精力（stamina）不足有關。
精力消耗，疲態出現，身體則要求甜食，因甜食具有熱量。對於熱量
的需求，是我們身體的本能。相反地，如攝取充足的蛋白質，則身體
的發熱量會增加，血液中糖分的保留性也改善。結果是身體不容易疲
倦，不會一直想吃甜食。

蛋白質的不足也導致貧血。血液是以蛋白質為基質形成的，所以
蛋白質的不足會以貧血的現象表現出來。尤其是被稱為血液比重低
時，這與蛋白質不足有密切的關係。

『雞生蛋，蛋生雞』互為因果

為什麼嗜甜食者與蛋白質不足有密不可分的關係呢？

這就像『雞生蛋，蛋生雞』的關係一樣，互為因果。如果只吃甜
的東西，在正餐時吃不下蛋白質多的東西。因為含有蛋白質的食品不
清淡有濃厚感。甜的食品會促進血糖上升，使身體有飽腹感，所以使
你在正餐時不想吃具有濃厚感的食物。

攝取蛋白質類的早餐

為了防止這種不良的惡性循環，首先要攝取充足的蛋白質。每天

必須攝取七十克。尤其是在早餐，通常都有蛋白質攝取量不足的趨勢，因此除了雞蛋外，肉類、水產品或黃豆製品也都要盡量多攝取。

肉類方面，西式火腿、香腸等都很方便，但也可以自己動手多做些紅燒肉或烤肉等，將其冷藏起來，吃早餐時就不必再費神準備。魚類方面，利用加工水產品如魚糕、魚丸等也是一個辦法。

黃豆製品，豆乾、豆腐可直接使用，但油炸豆腐、腐竹等可以在前一天準備好，就不必提早起來烹飪。其他像乾酪等也是體積小，但蛋白質含量多的食品。

素食易引起蛋白質不足

在台灣，除了宗教的關係以外，很多年輕人，尤其在女性間，流行吃素。很遺憾的是素食較葷食，更容易引起蛋白質不足的問題。因為素食，除了奶品、麵筋、黃豆製品以外，大都是澱粉類食品，所以

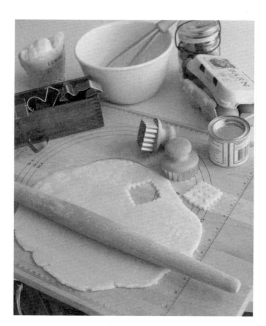

很容易引起蛋白質不足的狀況。因此奉勸素食者要留意多吃蛋白質食品，以保持健康。如果是吃蛋奶素者，可以多吃蛋及蛋製品，牛奶和奶製品，尤其是乾酪（cheese）及酸酪乳（yoghurt）類更值得鼓勵多攝取。

32. 貧血使你反應遲鈍

貧血的不良後果

　　日本的國民營養調查結果發現，有貧血問題的人每年都頗多。尤其是以女性為多。在二十到三十歲的女性中，差不多有二十％的人患貧血。

　　貧血表示血液稀薄，因此氧氣或醣質等營養成分無法充分地被送到身體的每一個角落。尤其是送至腦部的氧氣或葡萄糖不足時，身體便會感覺懶散，對任何事情都無法敏感地反應。

　　此外，患有貧血的人其胃液的分泌也會不足，尤其是胃酸少。所以蛋白質含量多的食品就會無法加以消化，如此胃的情況自然不好。

為什麼會貧血

　　貧血的原因，可能由各種疾病引起，不過最常見的還是營養問題，即蛋白質與鐵的不足所引起的。尤其是不吃早餐，午餐隨便吃，

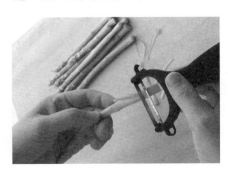

晚餐才一次多吃的人，最容易患貧血。這是因為只靠晚餐，實在無法攝取到充分的蛋白質。不喜歡吃蔬菜，尤其是不喜歡吃濃綠色蔬菜的人患貧血者也很多，因為製造血紅素除了需要鐵分，更要有維生素E

或 C 的參與。濃綠色的蔬菜含有豐富的鐵分與維生素 E 及 C 。如果只吃淡色蔬菜，而濃綠色蔬菜則以含有青臭味而不喜歡，就恐怕會成為反應遲頓的貧血人了。

聚合磷酸鹽讓身體流失鐵，也流失鈣

一般說來，有偏食，或只吃速食食品的人容易患貧血。在速食食品中，其加工過程都會添加稱為聚合磷酸鹽的食品添加物。聚合磷酸鹽不被人體所吸收，所以它本身不會危害人體。不過另一方面，它卻很容易與鐵結合，所以在它與鐵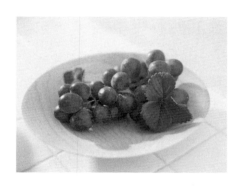結合的狀態下，鐵分也跟著不被身體吸收，通過人體排泄出去。

聚合磷酸鹽在加工食品中之所以被大量使用，是因為聚合磷酸鹽可以保留水分，使食品保持溼潤狀態，防止食品乾燥、硬化，防止冷凍時的變化，呈現粘稠的感覺，防止加工食品所含的鐵分所引起的變色等等優點。因為聚合磷酸鹽不被人體所吸收，所以使用量並沒有被加以限制。

那麼它被利用在什麼食品呢？

在碳酸飲料中，它可以增加二氧化碳的溶解性，開瓶後會使氣泡變細，有促使口感改善的效果。在冷凍魚漿方面，經過冷凍後會失去彈性，無法做成很好的魚丸、魚糕等，然而若添加聚合磷酸鹽再冷凍，魚漿就不會變性。因此冷凍魚漿也可以做出很好的魚漿製品；它也可以改善紅燒食品的顏色，使其不容易乾掉；改善鹽漬物的風味，防止燙麵變硬，也防止燙麵溶於熱水中。

它的用途極為廣泛，所以如果吃多了加工食品，就會在不知不覺中，攝取了大量聚合磷酸鹽，鐵的吸收量自然相對地減少。

　　同樣的，聚合磷酸鹽也會與磷結合使身體缺乏鈣，而引起鈣不足的不良結果。

　　磷與鈣要以一定比例存在，如果比例不對就會引起身體不適。例如，就曾有嬰兒奶粉因鈣磷比不對，而引起嬰兒身體不適，導致廠商收回所有商品及賠償的事件。

不偏食就是上上之策

　　因此，廣泛地吃各種食品，沒有偏食習慣的人較少患貧血。若想防止貧血，為了不讓身體流失鈣，我們就應該多吃各種食品，不偏食才是最好的方法。

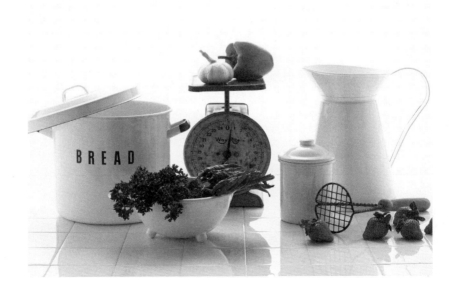

33. 『一次多吃』容易造成肥胖

　　有的人食量明明不大卻很胖，有人一天只吃一頓晚餐，也是胖。為什麼呢？很多人都百思不解。

　　一般人總以為，一天的膳食量如果不大就不會發胖。這其實是一種錯覺，因為怎樣吃才是重點。就算一天只吃一餐，縱使食量不大，仍會有肥胖的趨勢。

像肉雞一樣肥肥胖胖

　　最懂得利用這個原理的就是肉雞的飼養業者。以前養成一隻肉雞需要一四○天的時間，不過現在卻縮短至六十二天，不但節省了很多飼料，還節省時間。從前，為了獲得一公斤雞肉，需要三‧四公斤的飼料，現在只要二‧一公斤就足夠了。換句話說，以從前的約六成飼料，而且一半以下的時間，就可以養成一隻肥肥胖胖的肉雞了。

　　促成這種事實的，不外

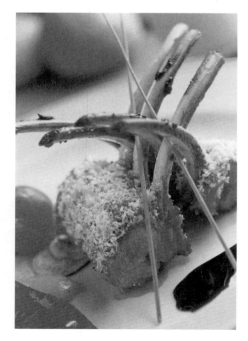

乎是一次多吃。

在飼養肉雞時，要等到雞隻很飢餓時才給飼料。也就是讓牠達到極端空肚子的狀態才給牠吃個飽，而且餵飽後就讓牠睡覺。這種作法不限於肉雞，人類也有相同的效果。也就是將重點放在晚餐，而不重視其他膳食，就很容易肥胖。

貯存多消耗少怎能不肥

為什麼一次多吃，尤其是在睡覺前吃就容易肥胖呢？原因是晚上睡覺時，人體所消耗的熱量很少，身體很容易便將熱量蓄存於體內而變成脂肪。

而一次多食，被消化吸收的糖分會一直停留在血液中，保持高含量的狀態。在這樣的狀態下，血液中的糖分就會轉變為脂肪。患糖尿病的人，其身體脂肪有增加趨勢的原因也在於此。換句話說，血液中不被消化的糖分一直保持高濃度，會被認為是多餘的糖分，身體便會將其轉為脂肪貯藏起來。

又，一次多吃也有變成肥胖的趨勢。尤其是在晚上一次多吃的話，最容易發揮這效果。

一次多吃會肥胖的另一個理由是，身體一感覺飢餓，吃東西時就會盡量想將其貯存下來，以便飢餓時再釋出利用。

不吃早餐，造成一次多吃

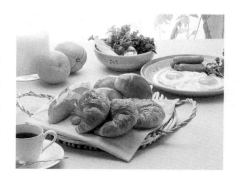

同量的食物，如何將其分開吃，就是左右肥胖的關鍵。進食的次數愈少，愈容易肥胖，因為身體的大小會隨著吃得最多時的容量來調整。

如果不想肥胖，最好的方法是不要在晚餐，尤其是就寢前一次多吃。為了避免一次多吃，就要努力將膳食均勻地分開攝取，通常那些不吃早餐的人，最容易有一次多吃的結果。

　　很多人不吃早餐的原因是為了趕上學、上班。也有人是因為起床很晚提不起吃早餐的食欲。保持健康、健身的方法，最重要的是提早起床，攝取豐富的早餐，並且不吃宵夜。

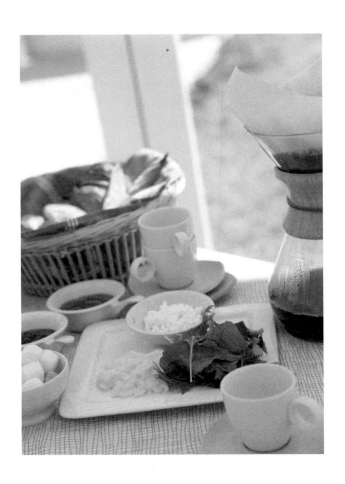

34. 水果吃多了也會胖？

水果與肥胖何干？

水果很爽口，吃完後會覺得很爽快，這是由於水果的酸味所賦予的，尤其是經過冷藏的水果，其風味更為可口。不過吃水果固然很好，但也要注意它與肥胖之間的密切關聯。

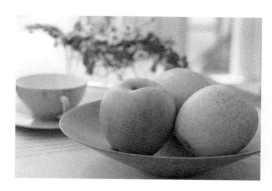

由於水果含有酸味，所以一般人都不易察覺到水果裡其實含有相當多的熱量。尤其帶有酸味，但很甜且可口的水果，其糖分含量特別高。例如柑橘類，一個就含有五至六克糖分呢！

水果雖然不像穀類，即在小小的體積中就含有大量熱量，不過因為口感好，大多數人總會在不知不覺中多吃，而且水果含有大量容易吸收、利用的果糖，而且以溶解於水中的形態存在，因此進入消化器官後，其吸收特別快，相對地血液中的糖分也會提高。

果糖進入血液變成脂肪

這些水果的糖分大多是果糖，砂糖也含有果糖，它會在血液中轉變為脂肪。果糖像葡萄糖，但是兩者的化學結構稍微不同。雖然兩者有這些差異，但不知什麼原因，在體內被吸收後，都很容易轉變為脂

肪。如果吃了十個橘子，就相當於攝取五十克的糖分，倘若再多吃，則血液中脂肪增加的可能性就會很大了。

血液中的脂肪一旦增加，當然引起肥胖。常聽到有人說，在過年時不敢多吃年糕，但過完年還是長胖了。如果詳細加以查詢，可能會發現其實是多吃了橘子的後果。因為一邊吃一邊看電視，一天吃了將近二十個橘子，攝取了這麼多糖分，不胖才怪呢！

水果中含有的糖分

在水果中，葡萄的糖分含量相當高，其他如香蕉、芒果、龍眼、荔枝等都是熱量很高的水果，所以要加以注意。關於水果所含有的糖分，橘子三個就有一○○大卡熱量，蘋果、梨子等，一個就差不多有一三○大卡，香蕉一根就有八十大卡。葡萄含有大量熱量，尤其是葡萄乾，大湯匙三杯即可達一○○大卡，釋迦為六十三，荔枝五十七，龍眼六十，枇杷四十四，芒果六十四，木瓜三十八，鳳梨三十五大卡（以上都是以對一○○克可食部分所含熱量）。

然而水果不同於砂糖，它還含有鉀或維生素C、食用纖維等。鉀有將食鹽的鈉從體內排泄的功用，所以從這個觀點來說，這是有益的成分。因此攝取適量的水果是必須的，只要別吃得太多就好了。

水果不能取代蔬菜

想以水果代替蔬菜也是錯誤的觀念。

蔬菜含有水果較少含有的各種維生素和礦物質，纖維素也多。食

物所含的纖維素被稱為『食用纖維』（dietary fiber），雖然是不能消化的成分，但在體內有各種功用。其他像是葉綠素、胡蘿蔔素等，對保健也有功用。

　　雖然有人認為三餐中若是已經吃了水果，就可以不必再吃蔬菜，但這是不正確的，而且對健康也很不利。

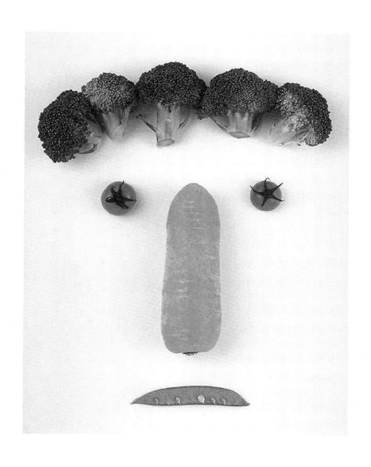

35. **怎樣才叫胖？**

肥胖影響美觀也妨礙健康

　　對很多愛漂亮的年輕女性來說，肥胖與否是一件很重要的事。但對於中年以後的人來說，肥胖其實更是個大的問題，因為肥胖很容易就會成為成人病的肇因。

　　談到肥胖，很多人都自認為自己太肥胖了，其中之一就是很多人在意所謂的標準體重，但這只不過是一個指標，而且沒有標出個人差異。又有些人只照鏡子，看自己長相來判定自己是否肥胖。尤其是圓臉的人，雖然身體不怎樣肥胖，卻常會產生太胖的錯覺。

真的太胖了嗎？

　　那麼究竟要怎樣來表示肥胖呢？簡單地說，肥胖所指的是多餘脂肪蓄積在身體的狀況。當然這與體重有著密切關聯。不過體重不只包括脂肪成分，也含有相當量的肌肉和骨骼。因此運動選手或勤於運動的人，因為身體具有很發達的肌肉，所以很多都超過了標準體重，但這樣的人並不能說是肥胖。

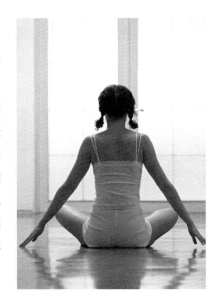

又有所謂粗骨骼的人，很多人都有超過標準體重的狀況，若因此就將體重調整到標準，那就會變成太消瘦而有點皮包骨的狀況了。

測定皮下脂肪厚度

為了這原因，最近有個新方法，就是以測定皮下脂肪的厚度來判定是否真正達到肥胖狀態。

可用手腕上部與背部的肩胛下皮膚的厚度加以測定，由這兩者的數據來判定肥胖度。而為了要測定厚度，就發明可以加一定壓力來測定的器具。

這方法是由日本厚生省根據體重測定結果，檢討有無更好的肥胖測定法後所做出來的。因此，每年日本厚生省所舉行的全國性國民營養調查的肥胖檢查，都是以這方法來測定的。依據日本厚生省的營養調查，肥胖標準是皮下脂肪厚度包括手腕背部與肩胛骨下，男性四十毫米，女性五十毫米以上則為肥胖。

自己『拿捏』肥胖與否

日常我們常會注意到的是，雖然體重沒什麼改變，但衣服的背部卻感覺很緊，這就表示開始發胖了。相反地，由於控制膳食或開始運動後，過去覺得很緊的衣服背部變得寬鬆了。雖然體重沒有什麼變化，背部皮下脂肪的厚度卻會敏感地反映出來。

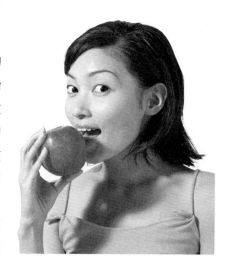

有時開始運動後，雖是體重增加了，但反而會被別人說瘦

了。這時候，如果來看背部的皮下脂肪，就會發現變得比以前薄了，如果還只顧體重，就可能對開始運動後的效果失去信心。

其實不必以器具來測定背部皮下，或手腕皮下脂肪厚度，自己就可以簡單地測定肥胖與否。試著自己捏一下肩胛骨皮下的厚度，然後記住這厚度，由其厚度變化來感覺肥胖的變化。

也可以拿一件很合身的上衣，穿在汗衫的上面，將手腕向前彎，也把背部彎一下。雖然體重沒有改變，如果膳食控制得當而顯出效果時，衣服便會感覺變得寬鬆，可以立即加以判定。

現在坊間很多書籍，都會有教民眾自行以身高、體重來計算是否過胖的方法；另外，體重計也都可由身高來判斷，你的體重是否適當。不過，還是以皮下脂肪厚度來判斷，才是比較可靠的方法。

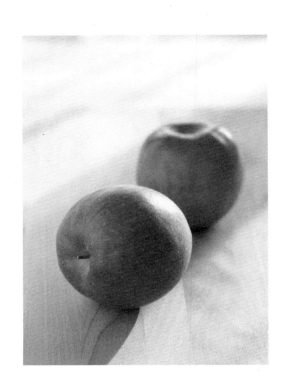

36. 菠菜比萵苣對美膚有益

女性，尤其是年輕女性對沙拉特別偏愛。為什麼喜歡沙拉呢？大多會回答能使皮膚漂亮，或不喜歡肥胖等。但是如果以這樣的目的來吃蔬菜，很多女性所喜愛的淡色蔬菜沙拉，其實並不能達到這個目的。

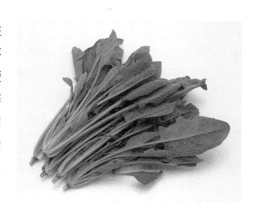

蔬菜沙拉營養少

實際上，大部分女性所喜歡的沙拉材料，幾乎不外乎是萵苣、蕃茄、黃瓜、甘藍等淡色蔬菜。番茄雖然呈紅色，但因其所含胡蘿蔔素少，所以被歸類為淡色蔬菜。為什麼淡色蔬菜就不好呢？這是因為它所含有的，足以使皮膚漂亮的維生素 A 和 C 含量少，而且纖維也少。纖維有可在腸內促使讓皮膚漂亮的維生素 B 產生細菌繁殖的效果。

相對地，綠黃色蔬菜則含有豐富的可轉變為維生素 A 的胡蘿蔔素或維生素 C，而且其纖維含量也比淡色蔬菜多。綠黃色蔬菜有菠菜，萵苣、空心菜、水蘿菜、油菜、芥菜、雪裡紅、芥藍菜、香菜、綠蘆筍、青花菜等濃綠色的葉菜類，以及胡蘿蔔、南瓜等橘色肉質的蔬菜。

維生素A和C使皮膚漂亮

為什麼維生素A或C會使皮膚漂亮呢？簡單地說，它可以防止貧血，在腸內抑制有毒物質的生成，維護粘膜（尤其是眼睛）促使其漂亮。皮膚會很敏感地反映體內的氧氣供應情況。氧氣供應不良，皮膚會失去彈性，失去漂亮的外觀。這種氧氣的供應，若不在貧血或血液循環不良時，就不會有問題。

血液中的氧化脂肪（過氧化脂質）增加，血液會粘稠化，血液循環不良，氧氣的供應會降低。維生素C由其還原作用可使氧化物質恢復到原來的物質，維生素E則有抗氧化作用。

另一方面，維生素A對粘膜的保護與再生有很大的功用。維生素A不足時，首先眼睛粘膜的抵抗力就會衰退，變成皺皺的眼睛。再者，氣管、鼻子、口腔中等的粘膜也會乾燥，而感覺不舒服。而且維生素A不足，會容易感冒，恢復得也慢。這些原因都是粘膜抵抗力降低的關係，也是皮膚乾裂的原因。

關於貧血，日本某高中的運動選手曾經發生下列事情。

由於過度運動而失去活力的學生，血液被發現較淡薄。擔任教練的體育老師，突然想起在當地一直流傳下來，每天給這些學生喝三次蘿蔔葉榨汁的傳統療法。如此經過三個星期後，學生血液的顏色變濃，並且可再參加集訓了。從此以後，這位老師若發現學生有這樣的情況時，就以蘿蔔葉來治療。

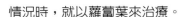

然而，綠黃色蔬菜的有效成分，胡蘿蔔素的吸收還需要油脂的幫忙。因此，將濃綠色葉菜類以加油炒菜的方式食用是很好的攝取方法。當然吃沙拉時，添加沙拉醬、蛋黃醬等含油調味料也可以有相同的效果。

37. 青春期皮膚粗糙怎麼辦？

缺乏維生素 E 使皮膚粗糙

青春期是少男少女對美容很關心的時期。但在這時期，很多人常常會有手背或雙頰，皮膚變粗糙的毛病。這種狀況大多是會突然發生的，而且很難對付。有人聽信謠言塗上雪花膏或藥品，不但治不好，反而使得症狀變得更壞。實際上，這種皮膚粗糙的問題，主要是因為血液中維生素 E 減低的關係。

至於維生素 E 為何會不足呢？

這是因為到了青春期，身體內會急速地製造女性荷爾蒙，因此有了初經，漸漸開始女性化的趨勢，而這女性荷爾蒙就是以膽固醇為原料變化而成，在這過程中即需要維生素 E，也同時需要維生素 C。

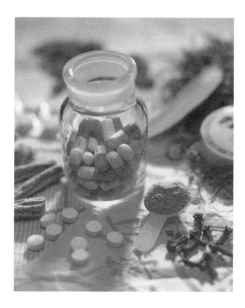

青春期過去後，女性荷爾蒙製造機能正常作用的話，當然就沒有問題了。但在急速開始製造大量荷爾蒙的青春期，這種製造機能還無法順利進行，因此可以想像維生素 E 的浪費。由測定不同年齡血液的維生素 E 含

量結果，可以看出在青春期時，它的量有減少趨勢，而且初中二年級前後的女學生，很容易受到煙霧（smog）的侵害。因為維生素 E 不足，所以不能防禦煙霧所含的氧化劑（oxidant）侵害。

維生素 E 不但與女性荷爾蒙有密切的關聯，也與脂肪代謝深切相關。這就表示跟皮膚粗糙化有關係。皮膚會變得粗糙，表示要使皮膚溼潤滑嫩的必須脂肪分泌，並沒有充足地進行。

如何攝取維生素 E ？

既然在青春期的女性容易缺乏維生素 E，那麼我們究竟要怎樣來補充呢？

這種年齡層的少女大都嗜好吃油炸點心類，因此攝取了過多的氧化油脂，這就會減低體內的維生素 E。然而，很遺憾的是現在膳食，無法攝取到充足的維生素 E，這是因為含有豐富維生素 E 的食品，實在太少了。雖然多食用黃豆或芝麻就不會有這樣的問題，但這些食品好像也吃得不多。

若想要治療青春期的皮膚粗糙化，一天要攝取一○○毫克以上的維生素 E。如果單以膳食來補充，好像有點困難。因此可以考慮補充維生素 E 藥丸，同時一起攝取維生素 C，一定更有效。

不過要強調的是，這『維生素』並不是『藥品』。由於補充被浪費掉的維生素，會讓身體的作用正常化，因而將症狀消失掉。不要期待即時有效，要有起碼三星期以上才會好轉的心理準備。

要特別注意的是，曾有年輕女性因服用過量的維生素 E，而發生子宮出血不止的後果；又維生素 E 為油溶性，攝取量過多時，無法排泄，反而會引起中毒現象。因此，最好是在醫生的建議下服用會比較好。

38. 薯類營養價值高

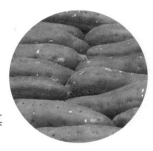

甘藷營養價值高

甘藷被很多人認為吃了會肥胖，而且肚子會脹氣，所以一般的年輕女性總是對其敬而遠之。

的確，甘藷含有相當於米飯的熱量，不過這還是得看你怎麼吃來決定。從營養學上來說，甘藷也是很優良的食物。

生鮮甘藷的維生素C含量，幾乎與柑桔類相同。只要吃二〇〇克烤蕃薯（甘藷）就可攝取到幾乎一天所須的維生素C了；至於馬鈴薯則含有具緩下作用的藥喇叭苷成分，且纖維質也多，因此對防止便秘頗為有效，若說為了美容，這真是值得推薦的食物了。

很多人對於薯類含有與柑桔類相同量的維生素C，一定會覺得很意外吧。在各種薯類中，甘藷的維生素C含量特別高，馬鈴薯也不少，但芋頭就少得多了。

然而談起維生素C，它不耐熱仍是眾知的常識。

因此像薯類，一定要經過加熱調理才能食用，大家就會懷疑其維生素C會不會被破壞殆盡。事實上，將薯類加以烹飪時，其所含維生素C並不會像蔬菜那樣地減少。因為薯類是形成固狀物而且被澱粉保護的緣故。

在蔬菜類方面，尤其是葉菜類在燙煮當中，其維生素C的損失相當厲害。以菠菜為例，幾乎是減少了六十％的維生素C，因為在燙煮中，相當量的維生素C會溶出於湯汁中。

維生素Ｃ一旦被溶於水中，就會比存在於蔬菜中時，更容易被氧化破壞，這就是維生素Ｃ減少的原因，而且很多人都會將湯汁倒棄，溶出的維生素Ｃ都沒有利用，甚是可惜。

而薯類因為呈固狀物，所以不會溶於湯汁中。如果是以蒸熟或烘烤方式調理，便可保存被溶於水中的分量。如果能夠連皮調理，則維生素Ｃ更是不容易跑出來。因此雖然經過加熱調理，大部分的維生素Ｃ還是會殘留下來。所以，湯煮薯類時，最好是連皮一起來燙煮。

馬鈴薯可防止肥胖

在薯類中，跟甘藷可相提並論的是馬鈴薯。馬鈴薯的法文是Pomme de Terre。如果直譯就是『大地的蘋果』。為什麼將馬鈴薯稱為蘋果呢？這是因為從食品的營養上來說，它很像蘋果的緣故吧。

首先，值得一提的是，馬鈴薯的鉀含量頗多。

在德國，對於血壓高的人，民間很盛行的療法就是將馬鈴薯切成薄片，以慢火燉成湯，然後飲用這種湯來降低血壓。第二是其果膠質含量頗高。蘋果也含有大量果膠質，在腹部不適時，具有整腸作用。馬鈴薯與蘋果相同，由於果膠質的功能，而具有防止便秘的效果。馬鈴薯比蘋果更好的一點是，含有多量維生素Ｃ。蘋果一○○克中只含有三毫克維生素Ｃ，完全不能與馬鈴薯的二十三毫克來相比。

更棒的是，馬鈴薯對防止肥胖也有幫助哦！

這是因為與米飯同重量的馬鈴薯，其所含熱量卻只有米飯的一半。吃起來可填飽肚子，然而熱量低，這樣當然就可以防止肥胖啦！更何況馬鈴薯又好吃，實在是很值得鼓勵代替米飯做為主食。

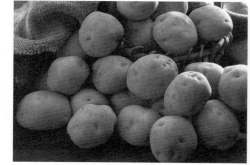

39. 如何消除便秘？

最近患便秘的人有愈來愈多的趨勢。便秘對健康來說，實在是很不好的狀態，如果不幸持久更會引起各種不良狀況。

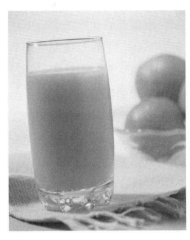

便秘症的原因之一是精神上所引起者。神經質的人常會患便秘，如果愈煩惱排泄不出，就會使便秘更加厲害。換句話說，如果有多量可供排泄的物質，就不會只因神經質就患便秘。也就是說，只能裝入足夠可供排泄的材料於消化器官，才能治好便秘。

從以上所說，我們可以明瞭，要治好便秘就要食用能順利排泄的足夠材料。這裡指的是不能吸收，換句話說，是指殘渣多的食物，若再擴大來說，則是要廣泛攝取各種各類食品。

防止便秘有方法

首先，考慮主食。患有便秘的人多以麵包、麵類等麵粉製品為主。其實，麵粉可採用連麩皮在一起的全麥麵粉，但普通都採用精白的麵粉。這種麵粉所含的不消化物很少，所以太好吸收，排糞量自然就少。為了這個原因，就有連麩皮一起做為原料的早餐、餅乾等食品出現。

那麼要吃什麼穀類才好呢？第一，當然是米飯。如果吃米飯，糞便的量會立即增加。這事實可由食用米飯的大腸癌死亡率較低來加以證明。大腸癌與纖維不足有密切的關係。再以白米來說，九分白的白米比完全精白白米，胚芽米比九分白的白米，其所含的殘渣較多。如果想再提高效果，則對米飯添加約三成的燕麥或黃豆，如此不消化的殘渣會更多而對防止便秘更有幫助了。

配菜方面，應盡量攝取蔬菜。不過不要攝取像萵苣這種所含不消化成分少，而且效果低的蔬菜，而且它體積大，也無法多吃。最好多吃根菜類，像是胡蘿蔔、蘿蔔或馬鈴薯等，都是很好的材料。

同時多攝取會吸收水分而膨脹，易溶於水而不被吸收的果膠質等。這種物質多含於蘋果、番茄或香蕉等。加上了果膠質，糞便的含水會較多且柔軟，體積增加，容易排泄出來。

依照上面說的注意事項，膳食也按時攝取，那麼便秘會不治而癒了。此外，最好也養成每天在一定時間排泄的習慣。

如果便秘很頑固的，就要採取由食物的緩下劑。其中最有效的食物就是含有多量皂素（saponins）的紅豆。

首先要先將紅豆燙煮一下，並將這燙汁倒掉。如果直接煮沸，加以利用，則敏感的人會吃壞肚子，但對患便秘的人很有利。因此每天吃一碗以上加鹽煮熟的紅豆，則再怎樣頑固的便秘也會消除掉。這是因為皂素是緩下劑的關係。

而吃黃豆也多少有效，還有早晨起床後，即時喝杯冷水，或一○○％純果汁或番茄汁，都是消除便秘不錯的好辦法。

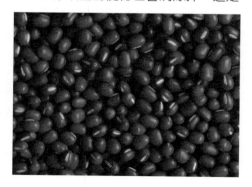

40. 如何改善冷感症？

運動有助於改善冷感症

　　冷感症很難治好，所以常引起困擾。患這毛病的以女性為多，而且容易在更年期時出現。不過年輕人患有這個毛病的人也不少。引起這個毛病的原因，有時與女性荷爾蒙有關，但若探究其原因，則經常是由不當膳食所產生的。

　　患冷感症的原因之一是運動不足。若能勤於運動，則荷爾蒙的分泌旺盛，這被認為有益於改善冷感症。

蛋白質促進新陳代謝

　　至於食物方面的問題，則要多攝取含有維生素 E 的食物；攝取充分的蛋白質；促使身體溫暖才是重點。蛋白質會增進新陳代謝，所以可保持身體溫暖。

　　常常聽到有些人為了治療冷感症，而不敢食用動物性食品，但事實與這恰恰相反。因為動物性食品所含的膽固醇，就是製造女性荷爾蒙不可缺的原料呢！如果這原料短少，當然就會引起女性荷爾蒙的不平衡。

攝食 α 型維生素 E 效果佳

維生素 E 具有改善血液循環，調整女性荷爾蒙平衡的重要功用。維生素 E 有四種不同型態，其中只有 α 型者效果較佳。換句話說，α 型是生理上活性型。要注意的是，添加於油脂做為抗氧化劑的維生素 E 是 γ 型，在生理上其活性很低，不能期待其對人體的功能。

因此，含有多量維生素 E 的食品，要以含有多量 α 型者為宜。α 型含量特別多的是向日葵種子，葵花油也是一樣。從維生素 E 含量來說，黃豆油的含量好像比葵花油多，但黃豆油的維生素 E 中，α 型較少；相反地，葵花油所含的維生素 E，則幾乎都是 α 型。

維生素 E 與蛋白質含量都高的是芝麻。關於芝麻的各種吃法，前面章節已詳細解說，不再重複。

香辛料也有保暖功效

想要改善冷感症，有些香辛料也有效果。例如，紅花，將紅花（safran）的雌蕊收集後乾燥者，稱為藏花酸（crocetin）與藏花素（crocin），含有漂亮的黃色色素。含有特有香氣成分的藏花苦素

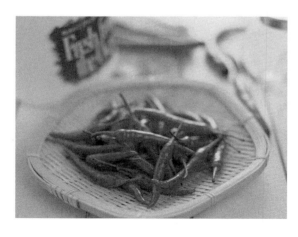

（picracrocin），被認為具有保暖身體，促進血液循環的功用。紅花做為西式火鍋（bouill-abasisse）（巴埃利亞）的香辛料，可做為希臘或西班牙海鮮飯的必備材料。薑、丁香、肉

桂等也有保暖身體的功用，所以讀者不妨多加利用各種香辛料，以改善冷感症。

　　不太吃西餐的國人對香辛料或許比較陌生，但西方人經常會將各種香辛料混合大量使用。國人所使用的香辛料則只限於胡椒、八角、芥末、薑、蒜頭、肉桂、辣椒等，極為有限，建議讀者不妨多加利用其他的香辛料。

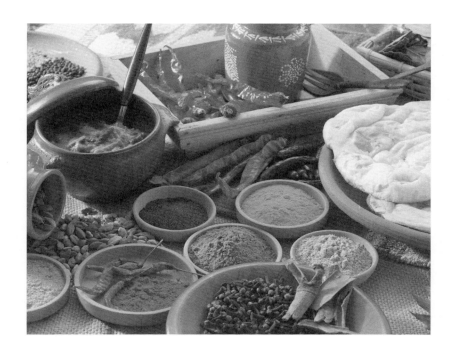

41. 食欲不振時吃什麼好？

　　食欲不振有很多原因，這有可能隱藏癌症或胃潰瘍等疾病，所以一定要去找醫生做徹底的檢查。但也有很多例子是食欲不振，卻也找不出原因的疾病。這時還是要以改善飲食方式來增加食欲為上策。

精神緊張引起食欲不振

　　食欲不振很多都是精神上的問題。

　　很多人因為煩惱或緊張而食不下嚥，這就是典型的精神性食欲不振。此時，如果能夠消除其煩惱，自然就會有食欲了。

　　至於為什麼人一緊張就會失去食欲呢？這其實與交感神經有密切的關係。交感神經興奮，食欲就會減低。因此怎樣來鎮靜交感神經的興奮，就是提高食欲的方法之一了。這些方法包括，靜靜地深呼吸以鎮靜心情，以及喝少許酒精飲料等。

不過如果常常藉酒精來解決的話，最後反而可能會演變成不靠酒精，就無法提起食欲的後果，如此會更糟糕。

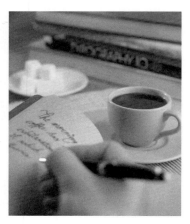

　　另外要注意會促使交感神經興奮的成分，因為這些成分會成為減低食欲的原因。而這些成分的代表者就是咖啡因。高品質的咖啡、紅茶、綠茶都含有相當量的咖啡因，最好是要避免在三餐前飲用這些飲料。

酸味食品有助食欲

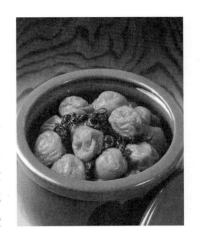

　　酸味食品對食欲不振有很明顯的效果。在日本，從古時候就傳說，若在早餐前吃鹽漬梅與番茶，早餐就會感覺特別好吃。這是因為梅子中所含的酸會刺激胃，提高胃液的分泌，又酸味可鎮靜神經的緣故。再加上鹽漬梅的食鹽會被番茶所稀釋，在胃中成為鹽水，這也會刺激胃部，提高胃酸的分泌，如此便能提高食欲了。

　　其他像是葡萄柚等酸味強，糖分含量少的水果，在餐前食用也很有效。一般來說，攝取這樣的食物，經過二、三十分鐘後，大部分的人都會感覺肚子餓。

　　另外在西餐中，常要供應餐前酒，這也是藉酒精來鎮靜交感神經，以提高食欲，異曲同工之妙處。

甜點讓食欲減退

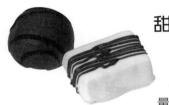

　　食欲不振的原因，常常是因攝取甜點所引起。糖分進入血液中，即升高血糖量，這會引起食欲減退。尤其是喜歡喝可樂等清涼飲料的人，常會在用膳時訴苦食欲不振，這就是因為糖分會迅速地給與滿腹感，當然吃不下了。另一方面，這滿腹感的維持時間卻很短促，因此又會想再吃甜的東西，如此一直惡性循環下去。為了這原因，我們要忍耐，尤其是空肚子時，更要盡量避免攝取甜的東西。

　　不過，有時少量的甜味食品會引起食欲。甜的東西會很快地被吸收，同時刺激胃部，提高胃液的分泌。因此含有少量糖分的食品，不

但不會提高血糖，相反地會有增進食欲的效果。不過分量不能太多，以小豆沙餅來說，六分之一個就足夠了。吃得太多反而對食欲有負面的效果，要特別留意。

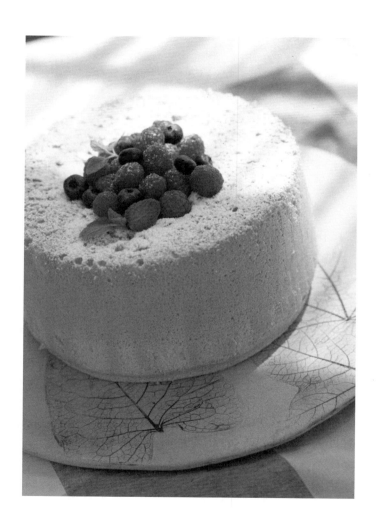

42. 清涼飲料容易引起骨折

中、小學生骨折情形多

　　最近小朋友患有骨折者有增無減，大概有個近十年來增加一倍的說法。而這並不限於中、小學生，連大專學生也常會因一點小動作，就有骨折發生的例子。

　　中、小學生，以跑運動場時跌倒而骨折者最多，也有在接力賽中交接棒時扭了腰，而在腰骨造成裂痕，或在敲打朋友頭部時，反而造成自己手腕折斷等情形，可見真的很容易發生骨折。

　　有人說，這是因為纖細骨骼無法支撐身體重量的緣故，但也有鈣攝取量不足的說法。而事實上，以後者的說法較為正確。

現代人鈣攝取量不足

　　現代年輕人的體格加大了，但並沒有隨著攝取更多的鈣。也許有人會懷疑，平常已經喝很多牛奶了，怎麼還會鈣不足呢？很遺憾的是，我們已經不像從前，常吃小魚乾，且連骨頭一起吃進去，或常吃海藻類等鈣含量豐富的食物了。如此相比，即不能否認今天大家的鈣攝取量減少的事實。

尤其是國中時代，一天需要九○○毫克（十三歲男孩）的鈣，雖然喝兩瓶牛奶也只能供應四○○毫克，從其他食物最多只能攝取到二○○毫克而已。如此算下來，鈣的攝取量只能達到必須量的三分之二而已。對於高年級小學生來說，情形也差不多。

在日本，為了調查骨折原因，花了兩年時間做過調查。從其飲食生活的調查結果，可以很明顯地看出膳食與骨折有著很密切的關係，這個調查是將骨折過的小孩與沒有骨折的小孩，分為兩群調查其飲食習慣。

調查的結果，對小學高年級的學生來說，骨折群比非骨折群，偏食的小孩較多。又不管那一個年齡，骨折群都有不喜歡吃海鮮類的趨勢，然而非骨折群則有父母特別給小孩食用黃綠色蔬菜、肝臟、小魚乾等事實。而在膳食方面，非骨折群的父母也較少讓小孩只選吃喜歡的食物。

碳酸和乳酸飲料易造成鈣不足

尤其是在點心方面，值得注意的是骨折群，在小孩口渴時，常給與碳酸飲料或乳酸飲料。要說這些飲料容易造成骨折，倒不如說，多喝這些飲料的飲食習慣容易造成鈣不足。

做為鈣的補給源，牛奶與小魚乾都不錯。另外海藻也是很好的來源。如果小孩不喜歡吃海藻，可以添加蛋黃醬等使其容易入口，也可以用沙拉的方式食用。其他如乾酪、酸酪乳（優格）等也都含有多量鈣，非常適合盡量食用。

43. 富含維生素B₂──納豆

最近在超級市場都可以看到由日本進口及本地製造的『納豆』。究竟這種食品是什麼，又是怎樣製造，對人體真的有益嗎？

國人從前也吃納豆，這是將花豆等大型豆類煮熟後，加砂糖再乾燥而成的，與日本的納豆完全不同。在日本的納豆則被當成健康食品，而納豆究竟是怎樣做成的呢？

納豆是怎麼做成的？

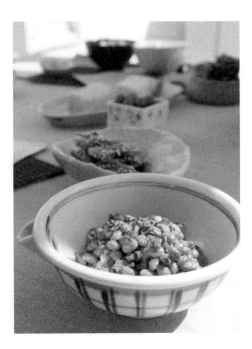

納豆，是將黃豆煮熟，再種植納豆菌使其發酵。納豆菌是原來存於稻草的枯草菌，現在卻將其分離，經純粹培養做為納豆用者，將其噴霧在煮過的黃豆上發酵。

納豆菌是很強的菌，不但可使黃豆柔軟，也能分解蛋白質使其變成容易消化的形態。這可以說是納豆菌獨特的性質，即可以生產維生素 B₂，在發酵中會不斷生產維生素 B₂。

關於維生素 B_2，原料的黃豆與納豆的水分含量差異很大，其一○○克中的含量無法直接比較，但做為乾燥物比較時即可看出有很大差異。對原料黃豆來說，納豆就含有約五倍的維生素 B_2。

維生素 B_2 是人體代謝的必要成分

維生素 B_2 是很重要的維生素，被稱為可點燃生命火把的重要功用。這表示，維生素 B_2 是呼吸酵素要作用時不可缺的輔酵素，所以對人體代謝是不可缺的成分。

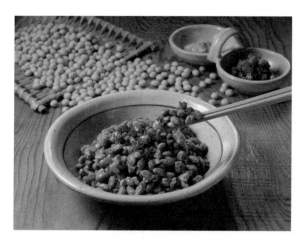

如果缺少維生素 B_2，身體會感覺懶散。對小孩來說會影響成長，而維生素 B_2 攝取量足夠的人則可長壽。又，維生素 B_2 原來就被稱為『美容維生素』，對保持美麗肌膚更是不可缺少的。

維生素 B_2 對人體內各種新陳代謝均有很大的功用。尤其是由維生素 B_2 與蛋白質結合所成，被稱為黃色酵素的物質，更是具有很重要的功用。

因此，當維生素 B_2 不足時，代謝即無法順利進行，全身的作用會降低。這樣的結果是皮膚變粗糙，引起舌炎，舌頭會變紅，嘴唇裂開，嘴角會發生口角炎，產生像溼疹狀的症狀。眼睛及其他粘膜、皮膚等會產生潰爛，並產生消化障礙或神經障礙等問題。而身體也會感覺懶散，容易疲倦。

相反地，如果維生素 B_2 充足，全身代謝順利進行，皮膚就會紅潤細嫩，粗糙等症狀自然痊癒。

維生素 B_2 如此重要，但在平常的膳食中，我們卻沒有攝取到足夠量，因此納豆的重要性重新又受到了重視。

納豆有豐富的維生素 B_2

我們一天所需的維生素 B_2 為一毫克多一點。納豆一○○克中含有維生素 B_2 ○・五六毫克，所以如果只從納豆攝取，即食用二○○克就足夠了。市面上販售的納豆一小包約為七○克，如果一天三餐，每餐都吃一包納豆，就有剩餘可找回來。當然其他食品也含有維生素 B_2，所以也不必每餐都吃納豆，但在日本卻獎勵每天至少要有一餐吃納豆。

又維生素 B_2 除了食物攝取以外，由消化器內的腸內細菌也可製造加倍量。只不過現代人的飲食生活，造成脂肪的攝取量太多衍生了不少的問題。脂肪量攝取量太多，腸內細菌的繁殖即會受到影響，如此一來，腸內細菌所能製造的維生素 B_2 自然會減少。

現在，除了新鮮納豆以外，尚有人推出納豆酵素（乾燥粉狀）膠囊狀，對於不習慣吃納豆的人來說，也可以方便食用了。

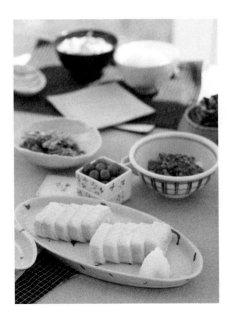

PART ② 食品的
8個必懂常識

常見的食品，常吃的食物。
都有著你一定要懂的常識。

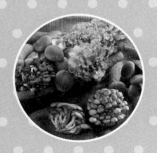 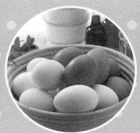 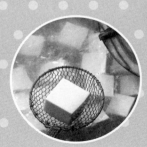

01. 二十一世紀的保健食品——酵母

酵母的用途廣

酵母是微生物的一種，為人類所利用已有悠久的歷史。大約四千年前，古代埃及首次以酵母製成發酵的麵包，而在這之前只能製造不加酵母的硬扁小麥麵包。此種酵母可能是在紀元前約二千年，由巴比羅尼亞從小麥發現的啤酒酵母，不過也有利用葡萄酒發酵酵母製成麵包的說法。

實際上，酵母被利用於各種發酵食品，例如麵包、饅頭的發麵、酒精飲料、醬油等所有釀造食品的製造，不過並不是都使用同一種酵母，即麵包有麵包酵母，啤酒有啤酒酵母，紹興酒有紹興酒酵母，不同發酵食品就要用不同的酵母。

然而利用酵母的歷史卻比較短。雖然啤酒酵母從什麼時候開始被利用做酵母片食用以做為健康食品，筆者無法查到，但已知不會有很久的歷史。從前啤酒酵母，因含有啤酒花的苦味，所以不適合於人類的食用，只做為飼料利用，後來成功脫去苦味後，才被普遍地食用。

另一方面，也有專門培養酵母做為食品者，利用澱粉、砂糖、糖蜜、木漿廢液、石油副屬品等等。不過因為安全性的問題，後面兩種原料的利用還沒有工業化生產。

酵母除了供食用，作飼料以外，在微生物培養基的用途也很大。

從前的調味料——味精是麩酸鈉，但這只能給與一種植物性甘味，最近推出的核酸調味料卻可呈現肉類甘味，這也是酵母被當調味料利用的成果。

尤其是ＡＰＨ（動物蛋白分解物）及ＶＰＨ（植物性蛋白分解物）做為調味料利用時，被認為含有ＭＣＰ（一氯丙醇）毒性的問題，而引起不少爭議。

制癌防老化

最近有研究報告顯示，酵母具有抑制發癌的效果，同時含有豐富的蛋白質、維生素Ｂ群、核酸以及礦物質。因此近年來，酵母這個健康食品，重新成為大家關心的話題。

核酸（核苷酸）對生命有很重要的意義。生物體由細胞所構成、每一細胞都要有核酸。如果缺少核酸，則細胞無法繁殖，也不能生存。生物的成長、繁衍、老化都與核酸有關。最近有含核酸的健康食品推出，被稱為可防止老化，並可促使你返老還童。

濃縮維生素

酵母還含有四十五％蛋白質、十八種胺基酸、十幾種礦物質、維生素Ｂ群、微量元素等，都是高品質，容易吸收的營養素。

酵母也被食品營養界認為是最好的維生素Ｂ群來源。由於維生素Ｂ群是水溶性維生素，身體最為需要，也容易缺乏，因此必須每天補充，以維持健康。

維生素Ｂ群可控制人體的代謝機能，保持正常的神經作用。維生素B_2與B_6則對皮膚是很重要的維生素，維生素B_{12}有防止貧血的作用，而且可促進腸內維生素合成的作用，所以對腸或肝機能不強的人有增強體力的效果。

你缺了哪一種維生素B？

在各種酵母中，以特別製造的酵母最佳，但啤酒酵母也有效。據說酵母對腸胃病、便秘、糖尿病、神經痛、皮膚炎（詳附表）等問題都有改善的效果。

疾病或不適病	缺少維生素 B 之種類
疲勞	B_1 或綜合維生素 B
抵抗力弱	泛酸鈣或綜合維生素 B
發育不良	B_2、葉酸
食欲不振	B_1、生物素
頭髮無光澤、粗糙、分叉	生物素、綜合維生素 B
頭皮屑	B_6
面皰（雀斑、角質化、粉刺）	綜合維生素 B
皮膚炎	生物素、B_2、B_6、菸鹼酸
高血壓	氯化膽鹼
膽固醇增加	肌醇、氯化膽鹼
失眠	綜合維生素 B 或生物素
記憶力衰退	B_1、膽鹼
神經過敏	B_6、菸酸
便秘	綜合維生素 B
下痢	菸酸
頭暈	B_2
眼疾	B_2
胃腸疾病	B 、B_2、葉酸、泛酸鈣
口腔炎症	B_2、B_6
肌肉痙攣	B_1、B_6、生物素
溼疹	綜合維生素 B
膣癢	B_2

目前在日本，就有家藥品公司推出了酵素酵母片，含有活酵母及乳酸菌，聲稱具有幫助消化及整腸等功用。

02. 怎樣吃蛋最安全？

廣泛存在並會引起食物中毒
與腸胃不適的沙門桿菌，偏愛含
蛋白質的食品。魚類、肉類都是
它繁殖的溫床，雞蛋雖然是自然
包裝的完美食品，但若處理不
當，薄薄一層的蛋殼仍抵擋不住
沙門桿菌的污染。

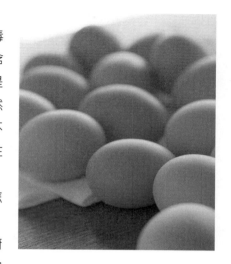

喜愛吃半熟蛋或生蛋的人怎
麼辦？

根據食品專家在實驗室與廚
房研究的結果，只要烹飪至足夠
溫度就可以殺死沙門桿菌；酸亦是另一種殺滅細菌的方法。冷藏則是
保存雞蛋新鮮度最為必要的動作，因為室溫下的雞蛋，很快就會開始
腐壞。

蛋黃較易受到沙門桿菌的侵襲

雞蛋裡面怎麼會受到污染呢？這是因為有些在雞蛋內所發現的沙
門桿菌是蛋殼還沒有形成之前，它就已進入蛋內了，而且蛋黃是比較
容易受到沙門桿菌侵襲的部分。

據最近研究發現，蛋白對沙門桿菌有天然防衛力，它是被設計來
保護營養豐富的蛋黃，以免受到細菌的侵襲的。雖然蛋白比較不易受

到侵襲，但還是可能受到污染。

對於如何處理雞蛋，學者持有兩種不同意見。有些建議將其完全煮熟或殺菌（不適合消費者使用）；但有的學者卻認為只要適當地處理，雖然不煮熟也可利用於各種菜餚中。

無論如何，消費者一定要記住，生蛋或半熟蛋都不適合小孩、老人、免疫不全病患，以及癌症病患。其次，除非你的廚房具有實驗室設備，否則憑肉眼是無法辨別雞蛋是否受到沙門桿菌污染的。

這樣吃蛋才健康

想要吃得健康，首先要小心地選擇及處理蛋。

確定購買的雞蛋是新鮮的（大部分的盒子上都有日期標示），並且保存在攝氏10°C以下（這點就很難認定了）。買回來之後要保存在冰箱內，一直到要使用時為止。如果雞蛋放在15°C，或更暖和的地方，沙門桿菌便會繁殖，並在數小時內很快地達到危險的數量。

如果你使用的是新鮮或半熟蛋，請注意下列幾點：

一、只使用始終保存在冰箱內的雞蛋。在食用前，絕不要讓蛋類在室溫停留兩小時以上（有些科學家認為這條件太苛刻了，所以可放鬆至四小時）。

二、即刻食用含有半熟蛋的食品，不然就要冷藏，不要讓冷藏食品停留在室溫而回溫。

三、用肥皂洗手。在處理食品前，或處理不同食品中間，例如先接觸生雞肉，或魚類，再去處理雞蛋時，都要先洗手。

四、保持工作場所乾淨。當更換處理食品時，如肉類後再處理沙拉，或蛋類，以熱肥皂水洗滌，再以清水沖洗。為了防止互相污染、必須保持工具、設備乾淨。

五、如要使用『起泡』生蛋白，要保持容器從頭到尾在冷卻的狀態。

兩大殺手：熱與酸

　　想要享受軟或半熟蛋需要靠溫和的加熱來達成。這裡有兩種加熱方法可採用：將食品加熱攝氏60℃並在這溫度保持三分半鐘；或加熱至71℃（不必保持一段時間）。

　　對像蛋黃醬或沙拉醬這些食品，必須靠生鮮蛋來做成乳化液或稠粘性品質，蛋白可以代替全蛋來使用。當使用新鮮蛋白時，可採用幾個步驟使其酸鹼度降至三‧五，以確保其安全。

　　想要知道你的食品溫度是否足夠，或酸得足以消滅沙門桿菌，需要有一些測定工具。

　　溫度　要正確測定烹飪食品內部的溫度，非有迅速讀取溫度針不可。偶爾將這溫度計（針）浸在沸騰水中校正溫度，另一方面，這也可以避免在測溫度時，污染細菌。同時在測蛋黃中心溫度時如先將溫度計浸在熱水中，也可迅速地測定溫度。

　　酸度　要測定酸度，須自化工原料行購買pH試紙。選購可測定pH值三至六範圍的試紙，數字愈低，表示酸度愈強。

　　使用時以食品潤溼試紙，然後與試紙盒上的標準色比對即可。如果測定結果在三‧五或以下就表示食品的酸度適當，在冷藏下可停止沙門桿菌的生長，並在四十八小時內將其殺滅。

　　半熟蛋　當你看過無沙門桿菌污染的雞蛋外觀後，就可用肉眼很正確地判斷內部溫度。半熟蛋要趁熱儘快吃完，否則蛋黃會繼續凝固。

　　蒸全蛋　將冷藏的雞蛋放入容器內，加蓋，加熱至蛋黃的中心達到攝氏60℃，保持在這溫度的熱

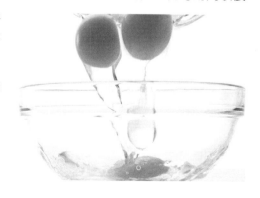

水中三分鐘半，但停止加熱，蛋黃中心會呈半流體狀。如果蛋黃中心達到71℃，即雖然呈溼潤狀態，但已非液體狀了。

煮全蛋（帶殼）　從冰箱取出六個雞蛋，放入二～三夸特鍋中，加水至覆蓋約一英寸。加熱至94℃，停止加熱，放置一分鐘後，取出一個蛋。將溫度計（針）插入至尖端達到蛋黃中：溫度應該達到60℃，如果未達到此溫度，再等一分鐘後測定溫度。等蛋黃中心達到60℃後，使其在水中停止三分半鐘；蛋黃應呈半流體狀。

另外也可加熱至蛋黃中心達71℃，然後可以停止加熱。

當你獲得預期結果以後，每次就可以利用這方法來煮全蛋，而不必每次測定溫度。

煎蛋　將冷藏的蛋，打破殼放入以中火加熱的鍋中，翻煎一次，當蛋黃自邊緣開始凝固，應該是攝氏60℃，在熱鍋中保持三分半鐘，或煎至全凝固為止。

炒蛋　以溫度計確定炒熱至60℃，並保持這溫度三分半鐘，或炒至固化的71℃。

酸化蛋白　對一個雞蛋白加入兩湯匙檸檬汁。測定pH值，應該在三・五。如果不到三・五，再添加檸檬汁，每次添加一湯匙，再測定PH值至三・五為止。緊蓋容器，至少冷藏四十八小時，或四天（貯藏久則蛋白會凝固），可直接應用於蛋黃醬的製造。

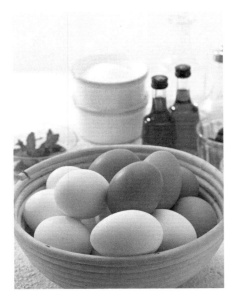

03. 遠離硼砂

● ● ● ● ● ● ● ● ● ● ● ● ●

　　談起食品的品質，很多人都會以『色香味』齊全來形容。不過這裡卻漏了很重要的另一種在食品科學上稱為『組織（texture）』品質。那麼什麼是「組織」呢？這是指在食用某種食品時，除了色香味以外我們能由官能感覺到的物理性品質。換句話說，如食品的軟硬、脆性、粘彈性等，都屬於這一種品質。

　　由於國語中沒有適當的形容詞來表現，例如麻薯的粘彈性，又閩南語中有些話並沒有字，所以我們就以ＱＱ來表現這種特性了。

中國菜享受感覺

　　在世界上最懂得吃的民族就是中國人。也因為如此，中國菜才會聞名全世界。中國菜如與外國菜比較，日本注重生鮮原味，要盡量保持食料原來的味道；西餐則以豐富的畜水產品來做出濃厚味道的菜餚。然而中國菜即盡量使用可以利用的原料，多利用乾製品、醃燻製品，並講求火候，在烹飪方法上也很講求變化。

　　此外，中國菜的另一特點就是要享受其組織。例如海蜇皮的脆性，炒菜講求火候以做出香脆的菜餚，以慢火燉出入口即化的菜餚等，這些都是國人講求飲食，累積幾千年經驗的成果。

流變學研究組織

　　在食品科技上，色香味的研究較早，而關於組織方面，是最近幾

十年來才逐漸有了進展，現在已有一門新興的科技『流變學
(Rheology)』也加入了必修的課程。

這是將食品的組織，從科學立場加以分析解明，甚至想以儀器來
測定，並以客觀的立場（數據）表現出來。

例如，豆腐很嫩，那麼兩塊豆腐，究竟那一塊較嫩，差異多大？
這很難以官能品評來客觀的判定。

不過，現在已經有了一種稱為Rheometer的儀器，可以將食品的
各種組織特性，如硬度、脆性、粘性、附著力以數據來表示了。

硼砂有毒少添加

國人講求美食，為了達到這目的，經常會有各種不當的食品添加
物紛紛出籠。而消費者也因此認為Q脆的食品都含有硼砂。如魚丸、
油麵、豆干、魚漿製品等，現在連蒟蒻加工的極脆口感都被懷礙是否
添加了硼砂。

關於硼砂，這是中國人一項既偉大，卻又很糟糕的發明。到目前
為止，我們還沒有找出很好的硼砂代替品。雖然硼砂具有防腐能力，
而且可以改善食品的品質，但可恨的是，它也具有毒性。

Q脆看調理技巧

魚丸、油麵、豆干、魚漿製品等的Q脆與其蛋白質含量以及蛋白
質特性有關。例如，製造魚丸、魚漿製品，只要使用新鮮原料，製造
方法適宜，就自然能獲得QQ的製品。油麵如使用高筋麵粉，添加適
當的合法食品添加物，也可以做出很Q的麵條。

筆者在餐廳吃炒蝦仁時，總會感覺特別香脆好吃，然而在家裡卻
無法炒得這樣香脆。據一位漁業局的專家表示，只要先將剝好的蝦仁
以食鹽醃一下，然後再浸漬於流水中，將鹽溶性蛋白質除掉，如此便

能做出很香脆的炒蝦仁了。這個原理與做魚丸或煉製品時，要先加鹽磨碎做魚漿屬同樣原理。

蒟蒻則是一種稱為蒟蒻的薯類加石灰所製成者。將生鮮蒟蒻，或蒟蒻乾粉加水，攪拌後放置片刻，再加入石灰乳，再攪拌後，倒入模箱後放置片刻，最後投入沸騰水中，加熱凝固，俟冷卻後浸漬於冷水，溶出多餘的鹼性成分後就是成為製品了。

蒟蒻本身就具有相當的彈性，不過有些市售的製品，其Q性遠超出原有的彈性，筆者也懷疑可能添加某種食品添加物，但相信不會是硼砂。

買產品重視品牌

筆者也曾將公教福利中心所出售的乾麵加以分析。因為有人反應，這些乾麵太Q，太好吃了，不過經過分析並不能檢出硼砂。

政府衛生單位定期或不定期的會對市售油麵、魚丸等產品做各種

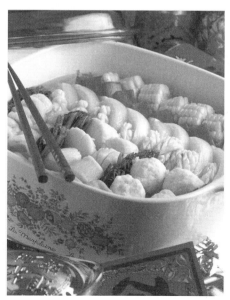

衛生檢查，其中也包括檢驗有無含硼砂的項目。如果消費者覺得可疑，可以打電話給衛生相關單位。

雖然硼砂的無色、無臭、無味，讓人無法憑官能來判定食品有無硼砂。不過，最重要的是，消費者不要購買無包裝，無廠牌，來路不明的食品，這樣就能減少食品中毒的機會了。

04. 素食與健康

很多人從第二次世界大戰後，一直以為健康的飲食生活就是多吃肉、蛋，或乳酪（butter）等。一直以歐美的飲食生活為學習目標的我們，現在也到轉換期了。

愛斯基摩人為什麼短命？

據說，歐美的飲食生活已有了很大的改變，現在歐美到處可見素食餐館（Vegetarian Restaurant）而且生意興隆。在倫敦的素食餐館甚至可以拿到『素食手冊』，裡面竟有多達二千多家的英國各地素食餐館，或為素食者的健康詢問處，以及全世界各地的素食餐館的店名地址等介紹。

歐美人士比國人外食的機會多，所以需要有素食者的餐館。換句話說，這證明了歐美人士的飲食生活，素食餐館是不可或缺的了。而這些光顧素食餐館的顧客，以年輕的白領階級，或年輕女性為多，其次就是太胖的公司董事長，或家庭主婦。

知名的大力水手卡通片裡，吃了菠菜就會突然間力氣爆增的水手卜派，其實是美國販賣菠菜罐頭公司的廣告片。

為什麼在歐美，素食會受到了大家的注意呢？這是近幾年來，肉食的害處為社會大眾所認識的結果。

例如，從前除了肉以外，不吃其他食品的愛斯基摩人，幾乎都有神經痛的毛病，而且平均壽命只有約二十七歲。這種多吃肉類所帶來的害處，也給歐美帶了很多問題。例如，因心臟病而死亡的人數增

加，與肉類的消費量增加有密切的關係等。

美國哈佛大學心臟病的權威，郝偉特博士曾經說過：『現代生活的戲劇性改變，自用車的氾濫，按個鈕就什麼都可以機器代替人工，有增無減的精神緊迫，加上奢侈的肉食，生活在這種環境下，不管是怎樣的動脈，都會硬化變成心臟病了。』事實上，在已開發國家中，肉類消費量最多的美國人，幾乎每四人就有一人發生心臟障礙。

同樣的研究與結果，在日本也有。例如，東北大學醫學院近藤正二博士，所發表的研究結果是，肉食會縮短壽命，而素食會保持年輕與健康。他對日本全國約六百八十個鄉村做過實地調查，發現長壽者的多寡受到飲食生活的影響。

他的研究結果有三個重點：

一、偏食白米，食飯量大的村落，一般都提早衰老，因腦溢血而早死者多。

二、大量食用魚類地方也短壽，因心臟病早死者多。

三、被稱為長壽村者，共通點是多量食用蔬菜，又多食用黃豆、海藻類的。

你吃太多肉了

這裡要特別提起，在腹部被刺一刀而死亡的摔角選手力道山。據醫師說，一個人腹部被刺一刀，雖然腸部破了一個洞，應該不至於死亡。但因為力道山長年的肉食生活，使得血液酸性化，細胞失去收縮力，腸的筋肉鬆弛，因此經過手術將傷口縫合後，仍無法癒合以致死亡。

如此，肉食不但會縮短壽命，奪去全身細胞的活力，最後連應該可以救活

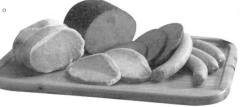

的生命也賠進去了。

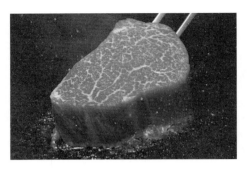

力道山的情況並非特例，如果說『你吃太多肉了』，很多人不會『承認』，但從統計數字上，我們可以發現國人每年每人的食肉量較從前增加了好幾倍。

當然在這裡所提的肉類，包括牛排、漢堡、速食麵所附的軟包中肉片，魯肉飯中的碎肉等都在內。雖然一次只是少量的肉，將總加起來，結果也會成為可觀的量。

在日本開設結核療養所的牛尾盛保博士說：『如果比較他的研究所同事，就可以發現素食者較肉食者不容易生病，而且皮膚光滑。相反地，長年吃肉的人容易衰老，身體有毛病的人也較多。』

當然這不只是素食、肉食的問題，更與平衡的營養素、情緒、遺傳、運動有關。因為人類會透過所攝取的營養素，微妙地在身體內反應，所以每天的飲食就格外地重要了。

素食產生世界游泳冠軍

這裡有個徹底素食主義，不但脫離了虛弱的體質，更獲得比誰都強韌的體力的例子。他就是澳洲所產生的世運游泳冠軍馬雷・羅斯。

他在一九五六年的墨爾本世運中，以歷史上最年輕的年紀參加游泳比賽，並獲得三面金牌，再在羅馬世運中又獲得四百公尺自由型的金牌。他的驚人體力、精力是怎樣鍛鍊出來的呢？

馬雷從小就在徹底的素食主義下成長。他的身體原來很虛弱，而且是個內向又神經質的小孩，然而媽媽給他的膳食與『給與精力的動物性食品』不同，這和與從前的營養知識相差甚遠。

他每天的菜單是滲入麩皮的麵粉及紅糖為主的黑麵包，其他再配

生鮮蔬菜、水果、堅果、海藻、穀類等，烹飪時也都不使用化學調味料。如寶貴熱量來源的油脂是靠磨碎生花生做成的油，以芝麻為原料的調味醬，由蜂蜜與芝麻或向日葵種子煉成的油，或以這些種子榨出來的油脂等。

當然這些種子直接或澆在蔬菜沙拉，或米飯上，或夾在麵包、蛋糕中，可多方面的加以利用。

被禁止食用白糖的幼年時代，如果你以為他就失去了吃甜點的歡樂童年，那就大錯特錯了。他的媽媽會給他蜂蜜與向日葵種子為原料製成的糖果，帶有巧克力香味，及各種乾燥水果，果汁，或由海藻製成的果凍等，讓他享受各種健康的甜點。當然這些甜點是以紅糖製成的，所以具有普通白糖所製沒有香味的甜點，來得香。

他們家裡的餐桌經常擺滿各種食品，如豐富的維生素 B 供給的酵母、海藻，還有足夠的新鮮蔬菜、水果等。

筆者認為吃素食，首先要懂得平衡營養的攝取，不然很容易就會變成營養不良。尤其是生長中的小孩，以及懷孕中的婦女更要小心。

至於常到素食餐廳用膳的讀者，也要留意，不要以為到那裡用膳就對人體有益。因為很多素食餐廳為了調味，大量加入油脂與味精，這種既油膩且鈉含量多的膳食，對人體並不一定有好處。

為了健康想吃素，最好能自己動手，烹飪自己所喜歡的菜餚，少加油脂、味精、食鹽，這樣對身體才是真正的有益。

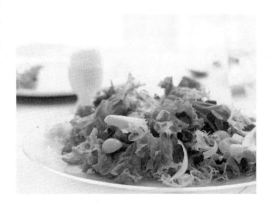

05. 抑制癌症的食品

預防癌症的科學

　　很多食品具有發癌性，據多年來有關食物癌的研究結果顯示，沒有發癌性的食品可說是少之又少。雖說『癌症的原因三十五％在於食物，但預防癌症的決定性關鍵也在於食品』，不過消費者始終無所適從，實在不知什麼東西可以吃，什麼不能吃。

　　很多食品具有發癌性是不爭的事實，實際上有人也為此罹患癌症；但另一方面，也有人吃同樣的食品並無大礙，反而可以說不會有問題的佔大多數。

抑癌的關鍵在食物

　　例如有史以來，一直在吃烤焦食品的人類為什麼沒有因此而滅亡呢？

　　我們可以從兩個原因來思考。

　　第一、人類的身體本身具有排除癌症的能力。人體有防衛力，例如血液中含有 T 細胞或大食細胞（macrophage），NK（natural killer）細胞，殺滅細胞等，所以如果在體內發現異物，就有將其殺死的能力。因此，被認為癌也會被這異物排除能力（免疫）所控制。於是產生癌症的發作是這種能力減低時才發生的想法。

　　第二、不容易罹患癌症的另一理由是人體具有將攝入的發癌物質，加以『解毒』或『迅速排泄』的能力。例如，亞硝酸鹽等發癌物

質的原料，會由化學反應而變成發癌物質，但人體對它卻具有抑制作用。

　　因此我們認為，如果要預防癌症最重要的是要抑制發癌物質的生成，而且不能缺乏抑制癌細胞的能力，而這關鍵就是食品。

抗癌性食品

◎ 阻礙發癌物質在體內生成的食品

　　在食品中具有阻礙發癌物質生成者有維生素C與維生素E。

　　大量攝取維生素C有益於維持健康，是由諾貝爾獎得主保林博士所提倡的。但如果已患了癌，維生素C並無法治癒。這是由多吃柑桔類的人罹患胃癌比例較低的事實所得到的結論。後來也發現維生素C可抑制發癌物質亞硝酸胺的生成。

　　維生素E與維生素C相同，具有阻止發癌物質，亞硝酸胺生成的能力。

　　維生素C為水溶性，所以不能在脂肪多的地方發揮功用，然而維生素E為油溶性，就有這種能力。

　　維生素C多存在於新鮮的蔬果類，維生素E則存在於芝麻油、玉米油、黃豆油、小麥胚芽、糙米、鰻魚、鮪魚、鰹魚等食品。

◎ 將發癌物質解毒的食品

　　有研究報告指出，食用黃綠色蔬菜就不容易得癌症，所以現在黃綠色蔬菜被認為是癌症預防食品。而日本國立癌中心研究調查結果亦顯示，黃綠色蔬菜與癌症有密切關係，而其原因在於維生素A，則老早就被發現。

　　美國ＮＣＩ／ＮＲＣ報告書也提及『發癌的危險性與含有維生素A的食品（例如肝臟）或維生素A前驅物質（例如黃綠色蔬菜所含的

胡蘿蔔素）的攝取有負相關性，這由免疫學數據可以加以證明，而且數據也一直在增加』。

β（培他）胡蘿蔔素在體內會被消化轉變為維生素 A，所以最近也有添加這種維生素前驅物質的飲料出現。其實不限於黃綠色蔬菜，黃綠色水果也含有胡蘿蔔素。

◎ 可吸著發癌物質，而迅速將其排出體外的食品

最近食用纖維（dietary fiber）成為熱門話題，而含有這種物質的飲料及食品，也如雨後春筍般地出現了。

這是由於英國的巴吉特博士研究，非洲土人與英國人的大腸癌罹患率，發現其原因在於發癌物質在大腸接觸時間不同，若接觸時間愈長，大腸癌的罹患率則愈高。食用纖維的攝取量愈多，則食品的腸內通過時間愈短。

平常所謂的纖維，大家一定會想到棉花、麻等織布用纖維，或紙張的纖維，但在這裡所提到的食用纖維是指含有食品中多樣高分子化合物的總稱，這包括蒟蒻膠質、纖維、木質素、半纖維素、褐藻酸、蒟蒻甘露醣、阿拉伯膠、洋菜、多種多糖類等。

食用纖維的功用可分為：

（a）刺激腸管壁，提高腸蠕動運動，增加腸液分泌。

（b）本身不被消化吸收，所以有清除腸內廢棄物作用。

（c）促進便通，預防大腸癌。

（d）使大便柔軟。

（e）促進膽汁酸的排泄，降低膽固醇。

（f）促進腸內細菌的維生素合成。

◎ 具有抑制癌細胞活動的食品

菇類、魚貝類或某些植物食品被認為具有抑制癌細胞增殖能力。

其實在體內已形成的癌，要以身體所具有的癌抑制力來治療，只是幻想而已，談何容易，因為癌本身並不那麼容易對付。不過下面還是將被認為跟抑制癌有關聯的食品做介紹。

　　（1）海藻類：日本癌研究所化學療法中心的櫻井所長研究結果，海藻的抗癌成分在於其多醣類。將海帶的熱抽取液注射於移植癌細胞的老鼠，則癌細胞的增殖被阻止八十％，不限於海帶（昆布）、海帶芽、淺草苔等有也發癌抑制作用。當然，我們可以聯想海藻含有食用纖維以及對人體有益的礦物質、維生素 A。在海產品中，鮑魚、日月蛤、文蛤等的抽出物則已被認為有抗癌作用，只不過我們總不能天天大量吃昂貴的鮑魚吧。

　　（2）茶類：在日本，綠茶被認為可預防癌症。這是因為綠茶產地靜岡縣，當地住民的癌罹患率較低所引起研究的開端。據其研究，綠茶抽出液具有抑制微生物突然變異的效果。對老鼠實驗結果是對腹水癌無效，但對於固型癌卻有抑制癌細胞增殖的功用。在台灣及大陸，烏龍茶也被發現有抗癌作用乃是眾人所知的事實。

　　（3）酸乳酪：雖然已明瞭乳酸菌並不能留住於腸內，但已究明乳酸的細胞壁所含成分具有排除異物的效用。前述的發癌物質亞硝酸胺與腸內細菌有密切關係，這是由食品所含胺類與亞硝酸鹽反應所成者，然而腸內的不良細菌會分解食品中的蛋白質而成為胺類。雖然不是直接，但酸乳酪可控制不良細菌，對於預防癌症很有用。

　　（4）榎茸（Enokidake）：我們常聽到各種菇類被利用於癌症的治療及預防。實際上，靈芝、香菇等老早就被用。菇類所含的抗癌成分是稱為多醣類的物質，但這並不是對所有的癌症都有效，而這方面的研究也一直在進行中。

　　日本國立癌中心在一九六九年所做的實驗中，香菇、榎菇、松茸的抽取液具有八十％的癌阻生率，其中最有效的是松茸，不過這麼昂貴的松茸並不可能拿來做為治療用。

日本因為栽培榎菇的農民，其罹患癌症的比例低，而開始做其防癌試驗。據動物試驗，榎菇的熱水抽出液具有抑制移植癌的增殖功用，甚至混在飼料也對飼養的白兔及老鼠有效。

　　由此推測，對人類來說，一天食用十克，就可發揮對預防癌症的效果。

　　（5）味噌湯與牛奶：為什麼味噌湯與牛奶具有防癌的效果，還不知道其原因。不過由防疫學的統計數據卻可證明這事實。

　　日本國立癌中心研究所平山部長曾做過調查，發現雖然不知原因，但常喝味噌湯的人，其胃癌死亡率較低。據他的推測，其抗癌的功用可能是由於黃豆蛋白具有抗癌作用；因為其為優良營養源，所以可提高身體的抵抗力；而味噌湯所含蔬菜類也具有降低胃癌的作用。

　　又據平山部長所做調查，每天喝兩杯牛奶對胃癌的預防有幫助。其他也有牛奶可抑制發癌物質，如亞硝酸胺在體內形成的功用的報告。不過無論是味噌還是牛奶，都還有待今後的繼續研究。

　　（6）最近幾年來，納豆也被認為可以增加免疫力的食品，這種由黃豆製成的發酵食品，也被製成保健食品了！

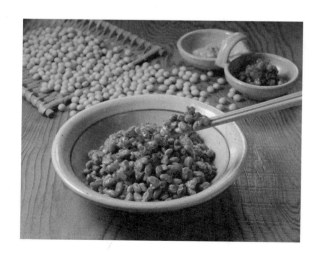

06. 什麼是天然食品？

什麼是天然食品？

　　天然食品的定義可分為廣義與狹義的兩種。狹義的是天然生產的蔬果類、穀類、堅果類等，而這些蔬果的栽培都不得使用農藥或化學肥料；廣義的天然食品則只要不使用食品添加物或精製原料所造成的各種食品，都可以包含在內。

　　後者包括所有農產品以及由全麥麵粉、蜂蜜、紅糖、糙米、粗鹽、堅果類等食品，以及由這些原料所製成的食品。

　　在這匆忙的社會裡，我們都過著分秒必爭的緊張生活，早上一起床，趕著要上學、上班，很多人沒時間吃早餐，或隨便喝一杯咖啡，吃一片吐司就出門了。在學校或公司裡，午餐也隨便吃一碗麵，或吃個便當就打發過去了。下班或下課後，趕上補習班，或加班，也要很晚才回家吃飯。不然就赴餐館應酬，而且還喝得醉醺醺才回家。

　　像這種不正常的飲食生活，怎麼會不損及健康，或產生各種成人病呢？

　　我們吃得都是經過煮或烤的食物，或經過人工加工，且含各種食品添加物的食品。反觀野生動物，牠們吃天然的青草，喝的是泉水，或河水等天然食品，所以很少患病，假使生病了也會很快痊癒。

　　一位日本的自然食品研究家，榊叔子女士寫了一本書《吃什麼體力才會恢復》。書中說，她到了五十歲就發現肩部痠痛、健忘、臉部出現老人斑點，視力減退，易疲倦，無食欲，味覺遲鈍等毛病。然而從她改吃天然食品，每天吃兩個蜜柑、一個檸檬，以及多吃沙拉等天

然食品後，經過兩星期，身體情況就有改善了。

　　她認為自然界，新鮮蔬果類等食品含有多量氧氣，但是經過煮沸、調理、加工後的食品都遺失了氧氣，所以對人體有害。她又舉例說，如果將金魚放入煮沸過的冷水中，就會很快的死去。她的主張就是多食用有氧氣的天然水、蔬果類，包括沙拉（尤其是深色蔬菜），生魚，生肉等。

加工食品不能吃嗎？

　　這麼說來，難到天然食品都沒有缺點嗎？答案是否定的。為什麼在人類的進化過程當中，會丟掉吃生鮮食物的習慣，而且學會並採取烹飪或加工食品呢？首先，新鮮食品容易腐敗，但如果經過加熱烹飪就可將有害微生物殺死，不但較安全也更容易保存，而且經過烹飪，不但色香味增加，也比較容易消化。

　　在開發的工業社會中，人類集中在都市裡，分工合作更為顯著。我們遠離了農村，各種農產品要保持新鮮狀態送到都市中的消費者手中是愈來愈難了。更為了更有效地利用農產品，我們要將其保存起來，以調節價格，以及運銷到更遠的消費區。所以，我們現在想要吃新鮮食品，有時簡直是一種奢侈了。

　　為了解決這問題，各種食品加工法、食品保存法，以及各種食品添加物都被應用了，而這也帶給了我們更豐富的飲食生活。

　　如果我們要恢復到從前的全部都吃天然食品的時代，就要回到從前的自供自給，自己耕田、種菜的生活了。

　　那麼加工食品真的有害健康嗎？很遺憾的是，到目前為止，雖然有很多爭論，但都還沒有找出積極的證據說加工食品有害健康。

　　其實在科學發達的今天，每一種食品加工法，每一種食品添加物都會經過科學證明，認為它對健康無害才被使用。

一天要吃三十五種食品

筆者認為飲食生活最重要的是不偏食。天然食品固然尚好，但如果變成偏食，還是會產生營養不平衡的問題。

怎樣吃才能保持平衡的營養呢？有位日本的營養學家提倡了一種一天吃三十五種食品的方法。乍聽之下，好像吃三十五種食品很難做到，但其實這只是一個目標而已。一天吃三十四種，或三十種也無妨，目的只是要努力吃各種食品來平衡你的營養。因為在這世上，除奶及雞蛋較接近理想的食品外，很難找到十全十美的食品，所以必須廣泛攝取各種食品來平衡我們的營養。

這裡所提的三十五種食品並非單獨的食品，例如早餐吃了豆漿、芝麻燒餅、油條，若吃鹹豆漿就要算豆漿、肉鬆、青蔥珠、蝦米、榨菜等五種，再加上燒餅（麵粉、芝麻）、油條共八種。午餐吃煎薑絲虱目魚片、宮保雞丁、八珍扒鴨、酸辣湯，則魚、薑絲、腰果、雞丁、海參、蹄筋、洋菇、豬腰、鴨腎，酸辣湯中包括雞血、木耳、豆腐乾、肉絲、豆腐加上米飯等就有十四種（豆腐與早餐的豆漿同為黃豆，重複就不算）。晚餐吃火鍋，炒牛肉甘藍、炒豬肝竹筍片、甘藷稀飯等。則可算的原料有火鍋中的材料：青梗菜、魷魚片、蝦仁、魚丸、金針菇、香菇、胡蘿蔔、冬粉，如連牛肉、甘藍、豬肝、竹筍、甘藷等就總共十三種了。如此計算下來，一天要吃三十五種食品並不難。但如前述，重複者不算，調味料也不算。

除了三十五種食品以外，一天要喝兩杯（一杯150ml）牛奶，早餐一定要吃，宵夜則最好不吃，再加上保持愉快的情緒，適當的運動，你就一定可以保持健康、美麗、長壽了。

07. 吃醋好

幫助代謝作用

食醋的殺菌力很強,幾乎可以殺死所有的細菌。如果將食物浸漬在食醋內,幾乎所有的細菌都會在十分鐘內死亡。會引起嚴重食物中毒的嗜鹽菌、葡萄球菌、沙門氏菌等,也都會在三十分鐘以內死亡。

從古代,很多日本料理就都會利用食醋的殺菌力來調理,如醋洗、醋束(醋凝固)、醋浸(醋醃漬)等都是代表性的利用醋的調理方法。

又因為醋的酸,俟進入胃內以後也會發揮殺菌作用,因此腸內細菌的平衡會改善,可抑制有害菌的活動。例如一起到東南亞旅行,吃同樣的食物,但有些人會染上霍亂,有些人卻安然無恙,這差異就是在於胃酸的多寡。患了胃潰瘍,切除部分胃部的人,胃酸少,所以容易被感染。食醋的酸具有跟胃酸同樣的殺菌作用。

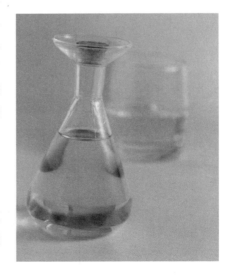

不會改變酸鹼度

有人以為食醋是鹼性食品,所以飲用食醋就會使身體

趨於鹼性，對人體有益，事實上這種想法是錯誤的。像蘋果醋、鳳梨醋等水果醋是鹼性食品，但是米醋卻是酸性食品。不過若拿來當食醋食用，其作用卻完全相同。不過無論是鹼性酸性，都不能由飲用食醋來改變身體的酸鹼度。

促進蛋白消化

食醋中含有各種有機酸，由於相乘作用會變成複雜的酸味，而且因為米醋的原料是米，所以米中的蛋白質就會被微生物所分解，含有多量胺基酸。

如此食醋的成分在營養上很優良，濃厚的醇味、芳香會刺激大腦的食欲中樞，再促進食欲。同時會促進消化液的分泌，並改善消化液吸收。

尤其是米醋，都含有促進蛋白質消化的酵素（但可能被醋的酸性變性），所以在料理中添加食醋值得大力推薦。

對高血壓的人有益

飲用食醋對高血壓的人有幫助，不過這並不表示食醋本身對抗高血壓有效。

如果使用食醋，就不必添加食鹽。像醋醃漬物在調味時，可少加食鹽，就是料理常識。因此如在烹飪時廣泛利用食醋，自然可減少食鹽的攝取量。又因食醋散發的芳香或酸味，雖然是減鹽的菜餚，也會使人吃得津津有味，這也是食醋降低血壓的原因。

多吃醋的人，大都健康、長壽，但據調查，他們也會攝取大量的蔬菜與海藻類，其他動物性蛋白質攝取量也不少，換句話說，營養很平衡。

因此，為了降低血壓，多攝取醋醃漬物、蔬菜沙拉的調味醬、小

魚的醋醃漬，或者在淡味的烤魚上，以食醋代替醬油澆上調味等的食用法，可能都比直接飲用食醋來得有效。

又因帶有酸味的食物有緩和精神緊張的效果，所以吃醋可改善被情緒影響的血壓或胃的症狀。

要注意的是，以柑桔類製造的食醋，有促進胃酸分泌的作用，因此患有胃酸過多症的人就不宜攝取了。這時不妨改用米醋、蘋果醋等醋酸系的食醋，就不會提高胃酸的分泌了。

治療香港腳

香港腳是由一種白黴菌的白癬菌所引起的，這種菌很有耐力，所以不容易治療。但是食醋對白癬菌有抑制作用，不過會引起香港腳的黴菌品種中，也是有抵抗力強的，所以食醋並不是對所有的香港腳都有效。

治療法是將食醋倒入琺瑯製的臉盆中，加熱到適合於熱水浴的溫度，將患有香港腳的部位浸入十至十五分鐘，然後以乾毛巾擦乾，盡量保持赤腳的狀態。如此在兩星期中，每天耐心地反覆浸治，則可能完全治癒香港腳，而且已使用過的食醋也可反覆使用幾次。

在消化器官以外的外科開刀恢復期間，如飲用食醋也有促進康復的作用，飲用法是在餐後，每天用小酒杯飲二至三杯就可以。如怕酸，可稀釋後再飲用。

洗滌輻射污染蔬菜

核彈實驗所遺留下來帶有輻射能的塵埃會降到地面，而污染了蔬菜，這種污染單以自來水是無法洗滌乾淨的。

日本高瀨明博士實驗出，以稀釋的食醋來洗滌蔬菜最為有效。

依據他的報告顯示，以水洗滌蔬菜十分鐘後，輻射能殘留量約百

分之七十，但以稀釋二十倍的食醋洗滌三十秒就有同樣的效果了。如果洗滌時間延長到跟水洗一樣的十分鐘，其輻射能殘留量就會降到百分之二十二。

　　食醋的種類有很多，大約可分為純釀造醋與合成醋。合成醋是將化學用的冰醋酸稀釋後，再添加釀造醋而做成的，另外也有將酒精以醋酸菌發酵而成的半發酵醋。純釀造醋是將米、薏仁等穀類先糖化後，再以酵母發酵為酒，最後再以醋酸菌發酵成為食醋。釀造醋有酒粕醋、糙米醋、薏仁醋、蘋果醋、鳳梨醋、葡萄醋、蒸餾醋等。但其殺菌效果都沒有什麼差異。

醋是煮菜時的好幫手

　　去除魚腥味　魚的腥味中，含有氨氣，可被食醋的酸所中和。在烹飪魚類之前，只要先以食醋浸漬約十分鐘，再拿去煎烤，就可消除魚腥味。

　　處理魚類砧板　處理過魚類的砧板會殘留魚腥味，如以食醋擦洗，不但可消除魚腥味，更可殺菌。

　　使根菜更白　如想讓牛蒡或蓮藕等顯得更白，可在削皮後，或切片後，即時浸漬於稀釋食醋（一公升加入三大湯匙食醋）中。

　　燙花菜　燙花菜時，在水中添加食醋與少量麵粉，可以做出潔白的燙煮花菜。

　　去除芋頭的黏液　在燙煮芋頭時，在水中添加食醋（一公升水加一湯匙食醋），燙煮出來的芋頭

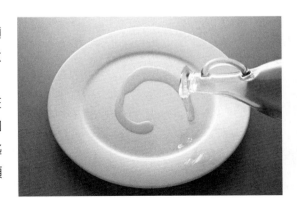

會顯得更潔白，且燙煮後也不會糊爛。

增艷蝦的顏色　以食鹽水燙蝦類時，如添加一點食醋，蝦類的顏色會更漂亮，也不會帶腥味。

使海帶柔軟　在煮海帶前，先將其浸漬於添加食醋的水中，就可很快地煮爛。

自做香味醋

自己動手做風味醇厚的香味醋，常備於食桌上，會給膳食增加無限樂趣。自做的香味醋會使食醋的酸味更醇厚，其中的蔬菜或香辛料的風味與香氣，會使其變成很特別的混合醋。

在一公升食醋中，加入蒜頭一片、洋蔥四分之一個、適量的胡蘿蔔皮、芹菜葉、洋芫荽（或香菜）等，再加上月桂樹葉一至二片、胡椒粉少許，放在冰箱內熟成約一星期就可以了。

同樣是食醋，若使用甜味多的米醋，即使不加砂糖也有濃厚風味；如使用其他的食醋則可加少量砂糖以增加香味。

這種自做香味醋，可使用於魚的乳酪煎、炒菜、餃子、燒賣、烤肉、火鍋等調味料，利用範圍很廣。

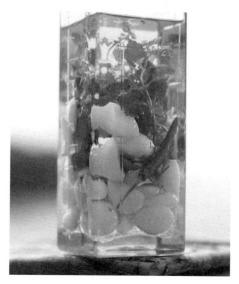

08. 喝茶抗癌

在日本，生產茶葉的靜岡縣、鹿兒島縣、三重縣的死亡年齡，較全國的平均為高。再看患癌率，全國平均為二十二‧四％，靜岡縣為二十‧三％，鹿兒島縣為十八‧八％，三重縣為二十‧四％，由此可見，茶葉的生產縣的癌症死亡率較低。

茶的成分

最近陸續有人發表綠茶抽取液，或茶中的單寧，可抑制細胞突然變異效果，突然變異被考慮與癌的發生有關聯。

日本三井農林食品綜合研究所，對茶的澀味成分——單寧加以研究，發現煎茶可抽出約十％的粗單寧。單寧是略異於化學上稱為catechin（兒茶素）幾種成分的總稱，在粗單寧中所含的catechin中，幾乎一半是ＥＧＣｇ（epigallo catechin galate）。

在紅茶或烏龍茶中也含有若干的ＥＧＣｇ。這表示綠茶中的粗單寧成分在紅茶或烏龍茶中被氧化，而變成紅色物質，不過ＥＧＣｇ還殘留相當份量。

他們以這種粗單寧與ＥＧＣｇ來作實驗（已除去咖啡因與維生素Ｃ）。先對老鼠皮下移植惡性腫瘤的小片，使其增殖成為肉塊。

將老鼠分為Ａ，Ｂ，Ｃ，三組，Ａ組只移植腫瘍片，Ｂ組移植腫瘍片從第二天起，就每天對體重一公斤，在腹腔內注射五十毫克粗單寧，持續四星期。Ｃ組與Ｂ組作同樣的處理，不過在腫瘍片移殖前的八天內，每天一次，對體重一公斤強制灌入五○○毫克粗單寧到胃

內。如此在腫瘤移殖後第二十八天，將 A 、 B 、 C 三組的老鼠都給與屠殺，秤腫瘤的重量。結果是 A 組的腫瘤平均重量為約六十克， B 組的平均為約四十五克， C 組平均為約三十二克。

這項結果表示，注射粗單寧時，比沒有處理者，腫瘤的增殖會被抑制約二十四％，如事先給與飲用後再注射者，腫瘤的增殖比無處理者，被抑制約四十六％。

以ＥＧＣ g 代替粗單寧作實驗時，也可得到同樣的結果。

過去一直認為喝茶與抗癌有關聯作用。不過以動物實驗，實際證明還是首次。

在台灣，已過逝的台灣大學獸醫學系的劉教授，曾經也作過同樣的實驗，證明烏龍茶對抑制癌有效。顯而易見，喝茶對抗癌有效是不會有疑問的。

此外，根據2004年10月27日自由時報第六版報導，英格蘭新堡大學科學家歐基格的研究，紅茶與綠茶均能抑制阿滋海默症（老人失智症）惡化的酵素，其他對癌症甚至心臟疾病也都很有幫助。

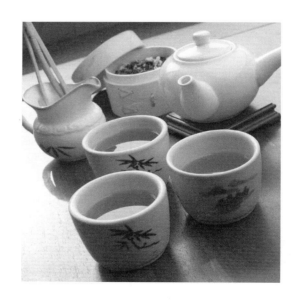

106-□□
台北市新生南路3段88號5樓之6

揚智文化事業股份有限公司　　收

□□□-□□
地址：　　　市縣　　鄉鎮市區　　路街　段　巷　弄　號　樓
姓名：

生智

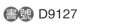

書號 D9127　　　　書名 你可以吃得更Smart

生智文化事業有限公司
讀·者·回·函

感謝您購買本公司出版的書籍。
為了更接近讀者的想法，出版您想閱讀的書籍，在此需要勞駕您詳細為我們填寫回函，您的一份心力，將使我們更加努力！！

1. 姓名：＿＿＿＿＿＿＿＿

2. E-mail：＿＿＿＿＿＿＿＿

3. 性別：□ 男 □ 女

4. 生日：西元＿＿＿＿年＿＿＿＿月＿＿＿＿日

5. 教育程度：□ 高中及以下 □ 專科及大學 □ 研究所及以上

6. 職業別：□ 學生 □ 服務業 □ 軍警公教 □ 資訊及傳播業 □ 金融業
　　　　　□ 製造業 □ 家庭主婦 □ 其他＿＿＿＿

7. 購書方式：□ 書店 □ 量販店 □ 網路 □ 郵購 □書展 □ 其他＿＿＿＿

8. 購買原因：□ 對書籍感興趣 □ 生活或工作需要 □ 其他＿＿＿＿

9. 如何得知此出版訊息：□ 媒體＿＿＿＿ □ 書訊 □ 逛書店 □ 其他＿＿＿＿

10. 書籍編排：□ 專業水準 □ 賞心悅目 □ 設計普通 □ 有待加強

11. 書籍封面：□ 非常出色 □ 平凡普通 □ 毫不起眼

12. 您的意見：＿＿＿＿＿＿＿＿＿＿＿＿＿＿＿＿＿＿＿＿＿＿＿＿＿＿
＿＿＿＿＿＿＿＿＿＿＿＿＿＿＿＿＿＿＿＿＿＿＿＿＿＿＿＿＿＿＿＿

13. 您希望本公司出版何種書籍：＿＿＿＿＿＿＿＿＿＿＿＿＿＿＿＿＿＿

☆填寫完畢後，可直接寄回（免貼郵票）。
　我們將不定期寄發新書資訊，並優先通知您
　其他優惠活動，再次感謝您！！